健康格差対策の進め方

効果をもたらす5つの視点

近藤尚己
京都大学大学院医学研究科社会疫学分野　教授

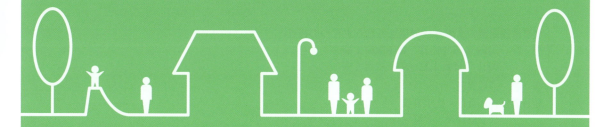

医学書院

健康格差対策の進め方―効果をもたらす5つの視点

発　行　2016年10月15日　第1版第1刷©
　　　　2021年11月1日　第1版第4刷
著　者　近藤尚己
　　　　こんどうなおき
発行者　株式会社　医学書院
　　　　代表取締役　金原　俊
　　　　〒113-8719　東京都文京区本郷 1-28-23
　　　　電話　03-3817-5600（社内案内）
印刷・製本　真興社

本書の複製権・翻訳権・上映権・譲渡権・貸与権・公衆送信権（送信可能化権を含む）は株式会社医学書院が保有します．

ISBN978-4-260-02501-0

本書を無断で複製する行為（複写，スキャン，デジタルデータ化など）は，「私的使用のための複製」など著作権法上の限られた例外を除き禁じられています．大学，病院，診療所，企業などにおいて，業務上使用する目的（診療，研究活動を含む）で上記の行為を行うことは，その使用範囲が内部的であっても，私的使用には該当せず，違法です．また私的使用に該当する場合であっても，代行業者等の第三者に依頼して上記の行為を行うことは違法となります．

JCOPY　〈出版者著作権管理機構　委託出版物〉
本書の無断複製は著作権法上での例外を除き禁じられています．複製される場合は，そのつど事前に，出版者著作権管理機構（電話 03-5244-5088，FAX 03-5244-5089，info@jcopy.or.jp）の許諾を得てください．

日本にも健康格差が

　　公衆衛生の歴史は貧困対策から始まったようなものだ．産業革命が起こった19世紀，工業都市が生まれ，農村からの貧しい出稼ぎ者たちのスラムが形成された．不衛生なスラムではコレラなどの感染症が蔓延した．初期の公衆衛生活動の大部分は，そのような都市の貧困対策であった．日本でも，有名な「女工哀史」[1)]のような史実からもわかるように，真っ先に病に倒れるのは貧困層であった．

　　日本は戦後，まだ「途上国」であったにもかかわらず，いち早く国民皆保険制度をはじめとした手厚い社会保障制度を敷いた．経済成長の恩恵も受けて，日本は瞬く間に世界一の長寿国となった．物乞いはいなくなり，見た目には「一億総中流」とよばれるような平等な国となった．

　　ところが，最近では，「格差」という言葉がまるで流行語のように使われるようになっている．きっかけは，80年代のバブル経済の崩壊だろう．時のエリートたちが一夜にして職を失い路頭に迷った．その後も続いた景気低迷で，若者の失業やワーキングプアの問題も顕在化している．高齢化や核家族化，家族観や結婚観の変化も，これまで見られなかった新しい「格差」を生み出してきた．貧困に陥りやすい高齢者世帯やひとり親世帯が増えている．

　　貧しいものほど不健康，という傾向は今も昔も変わらない．子どもの貧困対策を進めている東京・足立区が実施した「子どもの健康・生活実態調査」からは，生活困難世帯の子どもたちが，食習慣・運動習慣・予防接種・むし歯など多くの点で一般世帯の子どもたちに比べて危機的状況にあることが示された[2)]．

　　私たちは，健康格差対策をしっかりと進めるべき時代を迎えている．

健康格差対策，進めていますか？

　　このような背景から，健康格差対策は健康日本21（第2次）の基本姿勢の2本柱のうちの一本に位置づけられるほどに重視されるようになった．しかし実際のところは，現場での健康格差対策は始まったばかりであり，多くの自治体では格差対策の目標値をどう設定したらよいか，といった段階で悩んでいる，という状況のようだ．

　　筆者は，健康格差対策について，自分自身も勉強しつつ，少しずつ伝える活動をしてきた．そこで気づいたのは，日本語で読める健康格差対策のガイド本がな

いことであった．講演のあと「もっと学ぶのによい参考書を紹介してほしい」と聞かれて答えに窮したことが何度もあった．

「わかる」「使える」健康格差対策ガイドブックを

　そこで本書は，そのような現状に対して「日本語で読める健康格差対策の実用的なガイドを」というコンセプトで企画した．主な読者としては，都道府県や市区町村の保健行政にかかわる専門職や事務職員を想定した．保健活動の最前線にいるスタッフ，それを統括したりバックアップする県や保健所などのスタッフ，そして，そういった専門職と協働したいと思っている一般企業やNPO，学術関係者にも読んでいただきたい．近年，医療機関を中心としたヘルスプロモーション活動もさかんになってきている．医療機関や介護サービス事業者，社会福祉協議会，各種NPOや企業，さらにはまちづくりに関する開発業者やコミュニティ・デザインを手掛けるコンサルティング企業など，行政と連携しながら活動している「現場」のスタッフに役立つ知識やノウハウを提供したい．できるだけ具体的な活動をイメージできるよう，事例を数多く提示した．

　保健医療の現場での活用を想定した本ではあるが，霞が関にも届けたいメッセージを山ほど盛り込んだ．ヘルスプロモーションは現場だけでは進まない．"上から"の号令だけでも進まない．優れた号令を，地域の担い手がしっかり受け止め，戦略的に，時には草の根的な活動もしつつ展開することが求められる．トップダウンとボトムアップ，両方の歯車がかみ合わなければならない．本書が，その「歯車合わせ」に必要な共通理解を進めるきっかけとなれば幸いである．

知れば，業務がラクになる！

　公衆衛生の現場はただでさえ忙しい．「健康格差」という新しい課題が現場をさらに疲弊させてしまうようなことは避けなければならない．むしろ，健康格差という視点で地域診断をしてみると，優先すべきグループや課題が整理されて効率が上がり，また連携して取り組むべき相手が見えてくる．「優先順位付け」は健康格差対策における最も重要な要素の1つである．本書はその方法や事例，そして，そのために役立つツールを提示する．うまく活用すれば，「今，やるべきこと」がスッキリと見えてくる．疲弊するどころか，ゆとりが生まれると期待している．**楽するために，学んでみよう．**

大規模な業務データの活用を

　近年，自治体の独自調査や業務関連の大量のデータ（いわゆるビッグデータ）を保健医療のマネジメントに生かそうとする動きが活発だ．データは「宝の山」だが，むしろ磨かなければ光らない「原石の山」と言ったほうがよい．より美しく輝く可能性のある石をふるい分け，効率よく磨く方法を知らなければ生かせない．本書は，健康格差対策に役立つ業務データや調査データの活用法も提案する．データを収集し，加工し，健康格差を「見える化」し，活用するための具体的な提案である．

本書の構成と使い方

　本書は3章仕立てになっている．
　第Ⅰ章ではまず，健康格差対策の何がどう問題なのか，健康格差というものをどう扱うべきなのかについて紹介する．第Ⅰ章で大切なのは，そもそも，健康格差の何が問題なのか，どのような健康格差が問題なのかを理解することだ．後半では「健康格差対策に取り組むための5つの視点」を概観する．**忙しい人は第Ⅰ章だけ読んで本書の概要をつかんでもらえば，ひとまずOKである**．第Ⅱ章は，それぞれの「視点」についての詳しい解説である．全部を読み下す必要は必ずしもないだろう．第Ⅰ章や目次を読んで，詳しく知りたい部分を「つまみ読み」するように活用してもよい．第Ⅲ章では，実際に健康格差を評価するための指標の選び方や測定法，健康格差指標の種類や使用法について解説した．統計についての基礎知識がなくても理解できるように心がけて書いたつもりである．最後に，「資料編」として実際に健康格差対策を進めるために役立つ各種資料を紹介する．

さあ始めよう

　本書は社会疫学者である筆者がこれまでに研究し，学んできたさまざまなことを，「健康格差対策」という観点でなんとかまとめあげようと試みた結果である．健康格差対策には，確立した方法論があるわけではない．そのため，本書で紹介する考え方や方法論については，まだ学術的な裏付けが不十分なものもある．筆者の持論にすぎないものも多い．したがって，本書の内容にすべての読者がうなずいてくれるとは思っていない．本書に対するあらゆる意見や批判を歓迎する．本書が公正で健康な社会づくりの一助となれば幸いである．

●引用・参考文献
1) 細井和喜蔵:女工哀史. 改造社, 1925.
2) 足立区・足立区教育委員会:平成27年度 足立区「子どもの健康・生活実態調査」報告書. 足立区・足立区教育委員会, 2016.
3) WHO Commission on Social Determinants of Health:Closing the gap in a generation:health equity through action on the social determinants of health. Final Report of the Commission on Social Determinants of Health. World Health Organization, 2008.

はじめに ……… iii

I 健康格差を知る

1. 健康格差の何が問題か ——— 2
健康格差とは ……… 2
貧困とは ……… 4
日本の健康格差の現状—これまでにわかったこと ……… 5
その格差，是正すべき？　まず「見て」「考え」よう ……… 8
優先順位づけ：対策すべき健康格差か否かを判断する基準 ……… 9

2. 公衆衛生の動向と健康格差対策 ——— 13
公衆衛生活動の変遷における健康格差対策 ……… 13
ヘルスプロモーションへの批判と対応 ……… 21

3. 健康格差対策の進め方　5つの視点の概略 ——— 24
健康格差対策特有の課題とは？ ……… 24
視点1：健康格差対策のための新しいポピュレーション・アプローチ ……… 26
視点2：「見える化」による課題共有とPDCA ……… 27
視点3：横断的・縦断的な組織連携 ……… 30
視点4：健康に無関心な人にも効果的な戦略 ……… 31
視点5：ライフコースにわたる対策 ……… 34
まとめ：健康格差対策の課題を克服するために ……… 35

II 健康格差対策の進め方　5つの視点

視点1　健康格差対策のための新しいポピュレーション・アプローチ ——— 40
ハイリスク・アプローチの限界—「予防のパラドクス」 ……… 40
ポピュレーション・アプローチが健康格差を拡大させる？
　—「格差のパラドクス」 ……… 44
健康格差を縮める「改訂版」ポピュレーション・アプローチ ……… 45

視点2　「見える化」による課題共有とPDCA ——— 50
「見える化」はなぜ必要？ ……… 50
優先順位づけの方法 ……… 60

健康格差是正の目標設定法 ……… 63
　　　健康格差の見える化に使うデータの入手法 ……… 64
　　　「わかりやすい」データの見せ方 ……… 67
　視点3　横断的・縦断的な組織連携 ─────────────── 71
　　　健康格差対策のための「連携」……… 71
　　　ソーシャル・キャピタルと健康格差対策 ……… 77
　　　「連携づくり」「まちづくり」は誰が進める？ ……… 81
　　　連携に便利なツールを活用しよう ……… 83
　　　会話を加速させる会議運営の技術 ……… 87
　視点4　健康に無関心な人にも効果的な戦略 ─────────── 91
　　　私たちはいつも"正しい"選択をしているか？ ……… 91
　　　従来の行動変容モデルの成功と限界 ……… 92
　　　私たちの行動を深掘りしよう：認知の2つのシステム ……… 94
　　　健康に無関心な集団への対策とは？ ……… 97
　　　認知バイアスを活用して「思わず健康に」……… 105
　　　マーケティング：「モノを売る」理論 ……… 112
　　　ブランド戦略の応用：「カッコイイ」と売れる ……… 114
　　　ゲーミフィケーション：健康づくりを「ゲーム」に ……… 117
　　　行動科学・マーケティング手法を応用した新たな戦略：さらなる事例 ……… 124
　　　ユニークなアイデアで勝負！……… 128
　視点5　ライフコースにわたる対策 ───────────────── 131
　　　健康は胎児期からの環境曝露の蓄積で決まる ……… 131
　　　それぞれのライフステージ特有の健康の社会的決定要因 ……… 135
　　　小さいときに介入するほうが安上がり ……… 142

III 健康格差の評価法

1. **健康指標の選び方** ─────────────────────────── 146
　　　健康格差対策は「地域」と「個人」の2段階で評価する ……… 147
　　　「数」ではなく「割合」が大事：分母を意識しよう ……… 147
　　　よい指標の選び方 ……… 148
2. **健康格差指標の算出** ───────────────────────── 152
　　　健康格差の指標とは，集団間のばらつきの指標 ……… 152
　　　まず集団別に指標を算出 ……… 153
　　　指標化の際の視点 ……… 154

実際の格差指標 ……… 155
　　　実際の使い方 ……… 159
　　　社会経済状況に関する主な指標 ……… 162
　　　健康格差の評価のその他の注意点 ……… 165
　　　健康格差経年変化を観察する際の注意点 ……… 167

資料編　役立つ情報紹介

　　WHO 健康の社会的決定要因に関する特別委員会最終報告書（2008）の「3 つの行動原
　　　則」（著者訳） ……… 170
　　公益財団法人医療科学研究所「健康格差対策の 7 原則」 ……… 171
　　健康格差の評価・個人や地域の社会関係の評価のための調査項目例 ……… 171
　　健康格差指標の計算ソフトウェア：HD*CalC について ……… 172
　　厚労科研「健康の社会的決定要因に関する研究班」ウェブサイト ……… 172
　　相対的剥奪指標の項目一覧の比較 ……… 173
　　部署間連携のためのアクションチェックリスト（第 1 版） ……… 173

謝辞 ……… 177
索引 ……… 179

I

健康格差を知る

1. 健康格差の何が問題か

2. 公衆衛生の動向と健康格差対策

3. 健康格差対策の進め方　5つの視点の概略

I 健康格差を知る

1. 健康格差の何が問題か

<要約>
- 健康格差とは，社会的な背景が異なるグループ間の健康状態の違いのこと
- 日本にも一定程度の健康格差がある
- 長引く景気低迷・高齢化・核家族化などが"新しい健康格差"を生み出している
- 健康格差の課題は多岐にわたる．健康格差を見える化して，優先順位をつけて対応しよう

健康格差とは

　健康格差とは，社会的な背景が異なるグループ間の健康状態の違い，あるいはばらつきのこと．住んでいる国や地域，人種，民族，国籍，所得や資産，教育歴，職業や職位など，さまざまな社会背景による健康格差があることが知られている．日本の健康格差のデータとしては，健康日本21（第2次）の資料として示された健康寿命の都道府県間格差がある．最上位と最下位の県との間には男女とも3歳弱の差があることが明らかとなり，対策目標に位置付けられた（図I-1）[1]．これは都道府県別の「健康の地域格差」の例である．

BOX 「格差」にまつわる用語と意味

　「格差（inequality）」と類似の言葉に，「違い・差異（difference, gap）」「不公平・不平等（disparity）」「不公正（inequity）」などがある．「違い」や「差異」は単に「差がある」ということを示しており，その差が問題であるか否か，という価値判断は含まれていない．一

1. 健康格差の何が問題か

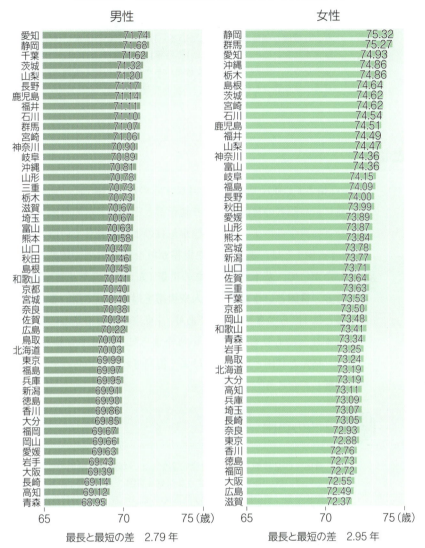

図 I-1 都道府県別の健康寿命格差
〔資料：厚生労働科学研究費補助金「健康寿命における将来予測と生活習慣病対策の費用対効果に関する研究」より一部抜粋〕

方,「不公平」や「不平等」という言葉には,その差異を問題とする価値判断が含まれている.「不公正」という言葉はさらに「その差異は社会的正義の観点から認められない」というより明確な価値判断を含んでいる.「格差」という言葉には本来はそのような価値判断は含まれないのだが,近年では「不平等」や「不公平」と同程度の扱いをされているようだ.したがって「健康格差」という言葉にもその健康指標の差異を問題視する価値判断が含まれていると思っておいたほうがよいだろう.

貧困とは

「格差」と並んで最近よく耳にするのが「貧困」だ.長引く不景気や高齢化を背景に,高齢者の貧困・ひとり親世帯とその子どもの貧困・若者のワーキングプアなどに関するニュースや話題が毎日のように流れている.

「貧困」とは,**ある個人や世帯が社会生活の面で困窮した状態のことを示す**.したがって,基本的には「あの世帯(人)は貧困だ」「貧困にあえぐ人たちが多い」など,**貧困という言葉は個人や世帯を対象として用いる**.一方,前述のように格差とは「ばらつき」のことであり,「東京の所得格差は広がっている」「健康格差が日本社会にも見られる」といったように,**地域や社会など,集団に対して用いる**.格差と貧困という言葉はよく混同されて用いられているが,別の概念として理解しておこう[2][*1].

BOX 2つの貧困

貧困には2種類ある.衣食住に事欠くような深刻な貧困のことを,絶対的貧困という.今も所得の低い国々ではそのような深刻な貧困により,多くの人が亡くなっている.不衛生や栄養不良,感染症などが主な死因である.一方,現代の日本をはじめとした高所得国では,もはや絶対的貧困はほとんど見られない.ただし,衣食住はなんとかなっても,社会的に当たり前の水準の生活が成り立っていなければ,健康が脅かされることがある.例えば,生活はどうにかできても,礼服まで買うゆとりがなければ知人の結婚式にも参列できない.このように貧しいがために知人との交流がままならず孤立していれば,いざというとき周囲からの支援を得られない.孤立は大きな健康リスクであることが知られている[3].貧困によるストレスは日々の判断を狂わせ,健康行動をとりづらくさせてしまう.このような,いわば現代の貧困・豊かな国の貧困のことを相対的貧困という.

*1 詳しくは文献2の「第6章 貧困・社会的排除・所得格差(近藤尚己,阿部 彩)」などを読んでほしい.

日本の健康格差の現状―これまでにわかったこと

　世界的に見れば，日本は健康格差の少ないほうの国に含まれる．それがむしろ災いして，これまであまり注目されてこなかったと言えるだろう．当然，健康格差の現状も明らかにされてはこなかった．

　欧米諸国で健康格差の現状把握が進んだのは1980年代からであるが，これを受けて，日本でも2000年代に入ったころからようやく所得や学歴による健康格差の現状が明らかになってきた[4,5]．ここでは，大まかに日本の健康格差の概要を整理しておこう[2,4,6-8]．

1 健康の地域格差がある

　地域による健康状態の違いや，地域の豊かさの違いによる健康格差がある．社会経済的に困窮している地域ほど，不健康な傾向がみられている．健康日本21（第2次）に向けて厚生労働省研究班が公表した都道府県別の健康寿命格差データはその代表例である．それ以外にも，市町村や町丁字，校区など，より小さな地域間でも健康格差があることがわかっている．単に不健康な地域とそうでない地域がある，というだけでなく，社会経済的に不利な地域に住んでいる人たちほど，さまざまな死因による死亡率が高く，喫煙やメタボリック症候群，糖尿病など健康行動を含めた生活習慣病[*2]のリスクも高いことが知られている[3,5,9-13]．

2 個人の社会経済的背景（学歴・世帯所得・職業など）による健康格差がある

　学歴や所得など個人の社会経済的な状況が不利な人ほど不健康であることは，諸外国同様，日本でも認められる（図Ⅰ-2）[2,8]．

3 健康の社会経済格差には男女差がある

　多くの指標において男性のほうが所得などの社会経済的状況による健康格差が大きいことが示されている[*3]．国際的にもその傾向がみられているが，日本では，高齢者の調査でそれが顕著だ．女性では所得による健康格差はほとんど見られないという結果もある[16]．

　男女差の理由については，まず，男女の社会的役割が違うことが考えられる．特に現在の高齢者世代では男性が主な稼ぎ手である場合が多いため「稼げるか否か」ということが男性により強く影響するのかもしれない[2,17,18]．また，女性は男性に比べて"生活力"がある．例えば料理や家事，困ったときに支援を求める力

[*2] 過去には「ぜいたく病」といわれた（2型の）糖尿病も，今や貧困層に多い疾病だ．
[*3] 例外もあり，家計の支出で見ると女性のほうが主観的健康観の格差が大きいというデータもある[15]．

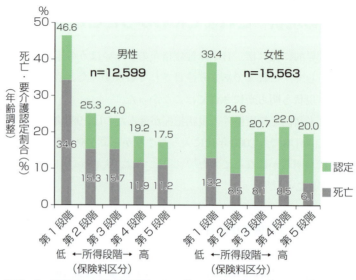

図 I-2　高齢者の所得階級別のその後 4 年間の要介護・死亡割合
JAGES 研究班による，要介護認定を受けていない 28,162 人を 4 年間追跡した結果．介護保険の保険料区分でみた所得 5 段階別に観察．年齢調整済み．関連データは文献 14.
〔資料提供：近藤克則氏（千葉大）〕

など，健康に生活するための知恵や手段を，男性よりも豊富にもちあわせている．そのため所得が少なくても上手にやりくりできるのかもしれない[16,19]*4．さらに，社会階層や社会的地位への考え方が男女で違うことも考えられる．男性の場合，所得や所有物（車や家など），会社での地位など，単一の基準で相手との"優劣"を比べるが，女性の場合，そのような基準が多様で柔軟なため，1 つのことで「劣っている」と感じても「ひけめ」やストレスを感じにくいのかもしれない[16,20-23]．

④ 日本特有の健康格差パターンがある

　貧困が何かと話題になっている日本であるが，実は，所得による健康格差はあまり拡大していないか，むしろ縮小している可能性がある（図 I-3）[24]．さらに，職業間の死亡率格差に関しては，「失われた 20 年」と言われた不景気の間に逆転してしまった可能性すら示されている．図 I-4 のように，1995（平成 7）年を境に，それまでは肉体労働者など職業階層が一般に低いとされているグループの死亡率が高かったのが，その後逆転しているのがわかる．特に自殺の割合の逆転は

---

*4 日本福祉大学の斉藤らと行った高齢者の追跡調査データの分析からは，男性は貧困となっただけで死亡リスクが上がるが，女性では上がらない．一方，そこに社会的な孤立（友人・知人がいない）が加わると，女性の死亡リスクが一挙に高まるという結果だった．女性はお金がなくてもある程度は大丈夫だが，つながりまで失うとどうしようもなくなるのかもしれない[17]．

1. 健康格差の何が問題か

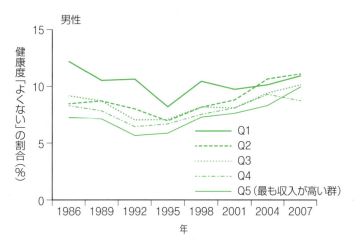

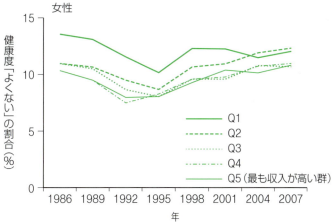

図Ⅰ-3　健康度自己評価がよくない割合の所得5分位別の推移
〔Kachi Y, et al：Determinants of changes in income-related health inequalities among working-age adults in Japan, 1986-2007：Time-trend study. Soc Sci Med 81：94-101, 2013 より〕

顕著だ[25]．なぜだろう？　倒産した企業の経営者の自殺，不景気中の雇用規制の緩和で増えた非正規雇用者の増大などが関係している可能性がある[*5]．実際，2000年代前後以降のデータでは管理職など職位が高い人ほど，飲酒や過体重，血清脂質の値といった指標がよくない傾向が示されている[5, 25, 26]．

[*5]「バブル経済」後のリストラで管理職の割合は1985年から2005年の間に約8％から3％台にまで低下した．雇用規制の緩和を受けて，非正規雇用者の割合が同時期に5分の1から3分の1にまで増えた．不景気後，管理職は，より少ない人数で増え続ける不慣れな非正規雇用者を扱わなければならなくなっている[25]．

I 健康格差を知る

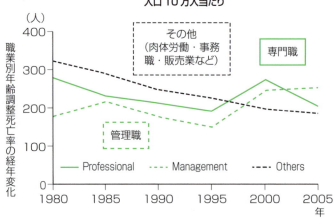

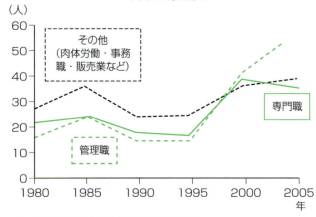

図 I-4 職業別年齢調整死亡率の経年変化
〔Wada K, Kondo N, et al：Trends in cause specific mortality across occupations in Japanese men of working age during period of economic stagnation, 1980-2005：retrospective cohort study. BMJ 344：e1191, 2012 より〕

その格差，是正すべき？ まず「見て」「考え」よう

　健康日本21（第2次）の目標である「都道府県別の健康寿命格差の縮小」について，図 I-1 に見られるこの格差は本当に縮小すべきなのだろうか？ 厚生労働省は「縮小すべき」と明言しているが，その根拠は何だろう？ 同様に，先ほど提示した高齢者のデータ（図 I-2）についても考えてほしい．所得5段階の間に，男性だとおよそ2倍の要介護や死亡のリスクの格差がある．この格差，是正すべきなのだろうか？

1. 健康格差の何が問題か

　2つの理由で，すべての健康格差を問題にすべきではないと筆者は考える．第1に，全部の健康格差に一挙に対策するのは困難だからである．村人全員で寄り添うように自給自足の生活をしていた過去とは違い，これだけ複雑になった社会である．格差はどんな健康指標にも必ず存在するといっていい．今はそのすべてに取り掛かるべき時期ではないだろう．限られた費用と時間を最大限に有効利用するためにも，優先順位づけが必要だ．

　第2に，1つひとつの課題に対して倫理的な判断が求められるからである．例えば，お金持ちほど健康であるという事実．これは倫理的に問題なのだろうか？ このこと1つとっても，さまざまな意見がある．「オギャアと生まれたときのチャンスは平等なのだから，大人になって貧困になったとしても自業自得」「お金より別のことを優先した結果，今苦しい生活をしているだけなのだから本人の自由」というように，**機会が平等**ならいい，という考え方もあれば，「どんな理由であれ，今の生活が平等であることに社会が責任をもつべき」というように**結果の平等**を是とする意見もある．また，「あまりに格差が大きいと，世の中が不安定になるから，1人ひとりの理由はともあれ，過剰なものは対策すべき」という秩序維持の観点から格差の是非を問う意見もある．こういった議論に常に同じ正解はない．その時々の議論で判断して進んでいくしかない．

　以上より，健康格差対策を始めるにあたっては，まず第1に，どの程度の格差があるのかを見える化しなくてはならない．健康格差の測定と評価である．そして，選択と集中をする．優先順位をつけて，重要なものに資源を集中投資するのである．

> **＜ポイント＞健康格差対策を始めるにあたっての重要事項**
> ● 健康格差の現状を把握・見える化すること
> ● 対策の優先順位をつけること

優先順位づけ：対策すべき健康格差か否かを判断する基準

　優先順位を付ける際の視点については3つの側面，格差の「大きさ」「原因」「社会的影響」を考えてみるとよいだろう．まず**格差の大きさ**である．格差がとても大きく，"許容範囲"を超えているようなものであれば，優先して取り組むべきだろう．都道府県間の健康寿命の格差が3歳弱ある，という事実について，あなたはそれを「大きすぎる」と思うだろうか？ "許容範囲"を超えているだろうか？

　次に，**格差の原因**である．個人の努力では対応しきれない理由によりその健康格差が生じていると考えられるならば，個人責任をいくら追求しても格差を是正

I 健康格差を知る

できない．そのような課題であれば，地域や社会が責任をもつべきだろう．例えば都道府県別の健康寿命格差はどうだろう．なぜ愛知県と青森県で3歳弱の健康寿命格差が生じるのだろうか？ これを県民の自由意志の結果としてよいのだろうか？ どこに住むかは選択できるのだから，今住んでいる県が気に食わなければ引越せばいい，という意見があるかもしれない．しかし，仕事や家族などの関係上，その地域にとどまらざるを得ないことも多々あるだろう．健康の地域間格差には，（県民性のような）個人の行動特性で説明できる部分もあるかもしれないが，それ以外の文化的・経済的・社会的な要素が大いに絡んでくる[*6]．

次に，**格差の社会的影響**も対策すべきか否かの判断基準となるだろう．特定の都道府県が不健康であるために，自治体や国が負担する医療費が無視できないほど膨大であったり，不健康な人が多すぎて元気に働ける労働者が確保できないなど，社会的な影響が大きいならば，対策したほうがよいかもしれない．

以上3点に加えて，「**是正可能であるか**」「**測定・評価が可能か**」「**社会的に注目されている問題か**」といった基準も，対策の優先順位づけの際に考慮したい．例えば，在日外国人や性的マイノリティにおける健康や医療アクセスの問題など，近年社会的に大きく議論されているような課題がある．マイノリティへの対策には大きな予算がつきにくいが，重要な人権の問題である．世論の動向を「弾み（モメンタム）」として，機会を逃さず対策の推進を図る，といった対応も必要だろう．

> **＜ポイント＞対策すべき健康格差か否かを判断する基準**
> ① 格差の大きさ：その健康格差が大きく，"許容範囲"を超えているか
> ② 格差の原因：個人の努力では対応しきれない理由により，その健康格差が生じていると考えられるか
> ③ 格差の社会的影響：その健康格差が原因で無視できない社会的な不利益があるか

[*6] 都道府県別の健康寿命格差と関連する要因に関する研究は数多い．いずれも，県民所得や医療資源（人数当たりの保健師数など）との関連を示している[27]．

格差対策と倫理

　どのような健康格差に対策すべきか，という判断には，倫理的・政治哲学的な議論が欠かせない．既存の政治哲学の立場のうち，保健医療に関連する主なものを紹介しよう[2,29]*7．

- 功利主義（ベンサム）：最大多数の人が最大に幸福になることを目指す．1人ひとりの効用（幸福や健康，快楽など）を足し合わせて，その合計が最大となるように，政策を設計する．貧困で不健康な人がいても，それが少人数であれば，その他大勢が健康であればそのほうがよい，という判断にもなる．
- 自由平等主義（ロールズ）：効率の観点から一定の格差は許されるが，正義の観点から許されないものもある，とする．具体的には第1原理「他人の同じ程度の自由と両立する限り，最大限の平等な基本的自由・基本的人権を享受する権利がある」．第2原理「次の2つの条件を満たすなら，所得や資産や地位の格差は許される：(a) 経済的に恵まれた状況を得られる公正な機会が誰に対しても与えられている場合（機会均等原理），(b) 最も恵まれない人に最大限の恩恵が与えられる場合（格差原理）」からなる．
- ケイパビリティ・アプローチ（セン）：1人ひとりがもっているケイパビリティ（可能性・潜在能力）が発揮されるように，社会の中で資源・財を配分するべき，とする．財があればなれる可能性がある状態が機能（functioning）である（例えば健康になれる）．同じだけの財を与えられても，得られる機能には個人差があり，配慮が必要としている．

● 引用・参考文献

1) 厚生科学審議会地域保健健康増進栄養部会，次期国民健康づくり運動プラン策定専門委員会：健康日本21（第2次）の推進に関する参考資料．2012．
http://www.mhlw.go.jp/bunya/kenkou/dl/kenkounippon21_02.pdf
2) 川上憲人，橋本英樹，近藤尚己（編）：社会と健康：健康格差解消に向けた統合科学的アプローチ．東京大学出版会，2015．
3) Holt-Lunstad J, Smith TB, Layton JB：Social Relationships and Mortality Risk：A Meta-analytic Review. PLoS Med 7 (7)：e1000316, 2010.
4) 福田吉治，今井博久：日本における「健康格差」研究の現状．J Natl Inst Public Health 56 (2)：56-62, 2007.
5) Kagamimori S, Gaina A, Nasermoaddeli A：Socioeconomic status and health in the Japanese population. Soc Sci Med 68 (12)：2152-60, 2009.
6) 松田亮三，近藤克則：健康格差と社会政策：政策内容と政策課程．J Natl Inst Public Health 56 (2)：63-75，2007.
7) 川上憲人，小林廉毅，橋本英樹：社会格差と健康：社会疫学からのアプローチ．東京大学出版会，2006．
8) 近藤克則（編著）：健康の社会的決定要因 疾患・状態別「健康格差」レビュー．日本公衆衛生協会，2013．
9) Fukuda Y, Nakamura K, Takano T：Higher mortality in areas of lower socioeconomic position measured by a single index of deprivation in Japan. Public Health 121 (3)：163-73, 2007.
10) 中谷友樹，埴淵知哉，米島万有子，本庄かおり．全国レベルでみた近隣と健康(2)：地理的剥奪と主観的健康感．第73回日本公衆衛生学会学術総会ポスター発表 2015：名古屋．

*7 詳しくは川上憲人，橋本英樹，近藤尚己 編『社会と健康：健康格差解消に向けた統合科学的アプローチ』（東京大学出版会，2015）の12章やマーク・ロバーツ，ウィリアム・シャオ，ピーター・バーマン，マイケル・ライシュ 著，中村安秀・丸井英二 監訳『実践ガイド 医療改革をどう実現すべきか』（日本経済新聞出版社，2010）を参照．

11) 中谷友樹：「健康な街／不健康な街」を視る―GISを用いた小地域における地理的健康格差の視覚化―. 日循予防誌 46（1）：38-55, 2011.
12) Nakaya T, Honjo K, Hanibuchi T, Ikeda A, Iso H, Inoue M, et al：Associations of All-Cause Mortality with Census-Based Neighbourhood Deprivation and Population Density in Japan：A Multi-level Survival Analysis. PLoS ONE 9（6）：e97802, 2014.
13) Honjo K, Iso H, Fukuda Y, Nishi N, Nakaya T, Fujino Y, et al：Influence of Municipal- and Individual-level Socioeconomic Conditions on Mortality in Japan. Int J Behav Med 21（5）：737-749, 2014.
14) 平井寛, 近藤克則, 尾島俊之, 村田千代栄：地域在住高齢者の要介護認定のリスク要因の検討：AGES プロジェクト3年間の追跡研究. 日本公衆衛生雑誌 56（8）：501-512, 2009.
15) Fukuda Y, Hiyoshi A：Associations of household expenditure and marital status with cardiovascular risk factors in Japanese adults：analysis of nationally representative surveys. J Epidemiol 23（1）：21-27, 2013.
16) Saito M, Kondo N, Kondo K, Ojima T, Hirai H：Gender differences on the impacts of social exclusion on mortality among older Japanese：AGES cohort study. Soc Sci Med 75：940-945, 2012.
17) Hiyoshi A, Fukuda Y, Shipley MJ, Bartley M, Brunner EJ：A new theory-based social classification in Japan and its validation using historically collected information. Soc Sci Med 87：84-92, 2013.
18) 本庄かおり, 堤明純：公衆衛生研究における社会階層指標の構築の重要性. 公衆衛生 76（11）：916-919, 2012.
19) Lynch J, Kaplan GA：Socioeconomic position. In：Berkman LF, Kawachi I, editors. Social Epidemiology：pp13-35, Oxford University Press, 2000.
20) 近藤尚己, 近藤克則, 横道洋司, 山縣然太朗：高齢者における所得の相対的剥奪と死亡リスク：AGES 追跡研究. 医療と社会 22（1）：249-259, 2012.
21) 近藤尚己, 河内一郎：貧困・所得格差と健康――貧困の絶対性と相対性の観点から. 貧困研究 2：45-56, 2009.
22) Kondo N, Saito M, Hikichi H, Aida J, Ojima T, Kondo K, et al：Relative deprivation in income and mortality by leading causes among older Japanese men and women：AGES cohort study. J Epidemiol Community Health 69（7）：680-685, 2015.
23) Kondo N, Kawachi I, Hirai H, Kondo K, Subramanian SV, Hanibuchi T, et al：Relative deprivation and incident functional disability among older Japanese women and men：Prospective cohort study. J Epidemiol Community Health 63（6）：461-467, 2009.
24) Kachi Y, Inoue M, Nishikitani M, Tsurogano S, Yano E：Determinants of changes in income-related health inequalities among working-age adults in Japan, 1986-2007：Time-trend study. Soc Sci Med 81：94-101, 2013.
25) Wada K, Kondo N, Gilmour S, Ichida Y, Fujino Y, Satoh T, et al：Trends in cause specific mortality across occupations in Japanese men of working age during period of economic stagnation, 1980-2005：retrospective cohort study. BMJ 344：e1191, 2012.
26) Takao S, Kawakami N, Ohtsu T：Occupational class and physical activity among Japanese employees. Soc Sci Med 57（12）：2281-9, 2003.
27) Kondo N, Mizutani T, Minai J, Kazama M, Imai H, Takeda Y, et al：Factors explaining disability-free life expectancy in Japan：the proportion of older workers, self-reported health status, and the number of public health nurses. J Epidemiol 15（6）：219-27, 2005.
28) Émile Durkheim 著, 宮島喬 訳：自殺論. 中央公論社, 1985.
29) マーク・ロバーツ, ウィリアム・シャオ, ピーター・バーマン, マイケル・ライシュ（著）, 中村安秀・丸井英二・ハーバード大学卒業生翻訳チーム（訳）：医療改革をどう実現すべきか 実践ガイド／原タイトル：Getting health reform right 原著第2版. 日本経済新聞出版社, 2010.

Ⅰ 健康格差を知る

2. 公衆衛生の動向と健康格差対策

> ＜要約＞
> ● 健康格差対策はいつの時代も公衆衛生の重要課題
> ● データの蓄積と分析技術の進歩で健康格差の「見える化」が進んだ
> ● 健康格差対策に関するWHO推奨：「生活環境の改善」「幅広い連携」「モニタリング」

公衆衛生活動の変遷における健康格差対策

　健康格差対策は新たな公衆衛生の潮流のように思うかもしれないが，そんなことはない．ある意味，公衆衛生の歴史はそこから始まったといっても過言ではない．いつの時代も最も不健康なのは貧困層であり，常に公衆衛生の主要なターゲットである．

　ここではまず，公衆衛生の歴史を簡単に振り返りつつ，健康格差の課題がその時々にどのように取り上げられてきたかを見ていこう[*1]．

公衆衛生のあけぼの：衛生対策・感染症対策が中心

　公衆衛生活動の始まりは18世紀の産業革命にさかのぼる．生活に困窮していた地方の人々が仕事を求めて都市に流入し，スラムを形成した．上下水道もままならない劣悪な衛生環境のスラム街では，コレラなどの感染症がまん延した．さらに，地方からの移民は危険な職業に就くことが多く，貧困層における職業病が

＊1 東北大学の辻はここ以降に紹介する時代のそれぞれを，「構造モデル」「生物医学モデル」「臨床医学モデル」「社会モデル」として分類している[1]．

I 健康格差を知る

問題となった．18世紀，産業医学の父といわれるイタリアのラマツィーニ（Ramazzini）は，著書『働く人の病』において，50以上の職業について，特有の化学物質や危険な作業，粉じんなどの曝露の危険を解説した．ラマツィーニはこれらの観察をもとに，医療機関での問診時に患者の職業を聞くことを強く主張した．

英国の公衆衛生活動家チャドウィック（Chadwick）は，1834年に救貧法の抜本的改革を成し遂げ，スラムに住む貧困層の衛生環境の解決に貢献した．同改革は1848年の公衆衛生法の設立へとつながった．

このように，欧州における初期の公衆衛生が目指したのは，貧困層の健康状態を「底上げ」することであった．これは後述する健康格差対策のアプローチの1つ，「社会弱者へ特化したポピュレーション・アプローチ」にほかならない．

20世紀前後になると，細菌学が劇的な発展をみせた．安全なワクチン接種法が確立し，抗生物質ペニシリンが発明された．ただし，いずれもきわめて高価であったため貧困層が恩恵を受けられるようになるまでには時間を要した．日本でも，「国民病」「亡国病」とよばれた結核対策が戦後急速に進んだが，特効薬ストレプトマイシンを含め最新の治療薬やワクチンは大変高価であったため，貧困層は当初その恩恵を十分に受けられなかった．就労環境については，1916（大正5）年には不十分ながらも工場労働者の就業制限や労働による傷病や死亡への補償制度を定めた「工場法」が施行された．工場法は，より人権への配慮のある労働基準法が1947（昭和22）年に施行されるまで運用された．

慢性疾患対策への転換

ワクチンと抗生物質の誕生，および第二次世界大戦の終焉により，先進諸国では20世紀の中ごろまでに**疫学転換**が起きた．疫学転換とは，国の衛生状況の改善と経済発展に伴い，主要な疾病が感染症から慢性疾患へと転換することをいう．疫学転換が起きた国では貧困によってもたらされる疾病も，感染症から慢性疾患に変わる．過去には「ぜいたく病」と言われた糖尿病も，豊かな国では貧困層ほどかかりやすい「貧困病」となる．日本の高齢者を対象とした調査でも，糖尿病が低所得者に多いことが示されている（図I-5）．

この時代，疫学研究の発展により喫煙や肥満，糖尿病，脂質異常症，高血圧など，生活習慣が慢性疾患のリスクであることが次々と示されたことで，公衆衛生対策もこれらのリスク習慣の改善に関する啓発運動の方向に一挙に進んだ．ハイリスクな個人を健診などで早期発見し，個別指導によりリスクを減らす戦略である．

日本では，健診・検診事業が普及した．喫煙率や循環器疾患，脳卒中による死亡率などが順調に低下した．

政策の意義は大きい．1961（昭和36）年に国民皆保険制度を創設するなど，日

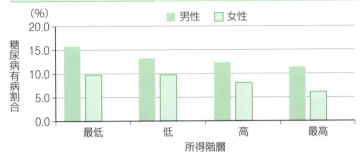

図Ⅰ-5　日本人高齢者における等価世帯所得4分位別の糖尿病有病割合
データは日本老年学的評価研究（JAGES）のもの．長嶺由衣子氏提供．要介護認定を受けていない65歳以上の男性2,794名・女性2,868名分．糖尿病は次のように定義した：HbA1c 6.5%（NGSP）以上・空腹時血糖値126 mg/dL・食後血糖値200 mg/dL，あるいは糖尿病治療薬を使用中の者の割合．

本はまだ十分に豊かでなかったうちから手厚い社会保障対策を進めてきた．このことは，現在に至るまで日本の健康格差が比較的小さく維持できていることに大きく貢献していると言っていいだろう．降圧剤の処方など，予防的ケアが低所得者層にまで広がるためには公的医療保険などの制度が欠かせない[2)]．

「ヘルスプロモーション」の登場：社会環境の整備に注目

　対策をさらに戦略的に進めようと登場したのが，1986年に世界保健機関（WHO）が「オタワ憲章」で採択したヘルスプロモーションの概念である．WHOによれば，ヘルスプロモーションとは，「個人の生活習慣にとどまらず幅広く社会や環境を整えることで，人々が健康でいられるようにすること」[*2]．ヘルスプロモーションが強調しているのは個人に対する健康行動の啓発ではなく，**社会環境をどのように整えるか**ということであり，主なターゲットは社会の仕組みや環

＊2　これは著者の意訳．原文：Health promotion is the process of enabling people to increase control over, and to improve, their health. It moves beyond a focus on individual behaviour towards a wide range of social and environmental interventions.
　health promotion を「健康増進」と訳す場合があるが，これは誤解を生むかもしれない．プロモーションは「増進」というより，企業のプロモーション活動のほうがイメージに合っていると思う．つまり商品を売り込む戦略のこと．ヘルスプロモーションとは，健康づくりのスキルが乏しい人でも，周囲がそれを支えることで無理なく健康になることができる．また，意欲をもって健康づくりに向き合える，そういう環境づくりを進めることで，健康という"商品"に目を向けてもらうというイメージ．

I 健康格差を知る

境である[*3].

ヘルスプロモーションは，健康に求められる8つの条件を掲げている[*4]．すなわち，①平和，②住居，③教育，④食糧，⑤収入，⑥安定した環境，⑦持続可能な資源，⑧社会的公正である．健康格差の観点からは，「⑧社会的公正」が挙げられていることに着目したい．

ヘルスプロモーションの進め方：たばこ対策を例に

ヘルスプロモーションでは，対策の5つの優先課題として，次の5つを掲げている．

＜ヘルスプロモーションの5つの優先課題＞
①個人の健康づくりのスキル向上
②地域活動の強化
③健康づくりを支援する環境を整える
④保健サービスを見直す
⑤健康な公共政策をつくる

例として，たばこ対策について考えよう．喫煙者を減らすには，1人ひとりが「たばこをやめる」「たばこを避ける」スキルをもっていること，といった「**①個人の健康づくりのスキル向上**」が求められる．それを達成するために，それぞれの地域で「**②地域活動の強化**」をする．自治体での禁煙教室や，学校でのたばこ教育，地域の病院での禁煙指導や禁煙外来などが考えられる．さらに，「**③健康づくりを支援する環境を整える**」ことが必要だ．喫煙場所の制限や歩きたばこ禁止条例の制定などが考えられる．ただし地域社会だけで効果的な環境整備を行うことは難しい．そこで，社会全体として「**④保健サービスを見直す**」必要がある．禁煙治療の保険適用はそのよい例だろう．禁煙した場合に「ご褒美」が得られるようなインセンティブ制度を創設するのも効果的かもしれない（第2章で詳しく扱う）．「**⑤健康な公共政策をつくる**」については，たばこの宣伝の禁止や販売規制，たばこ税などによる価格調整，さらなる受動喫煙防止のための規制（飲食店での喫煙防止や罰則制度など）などがある．日本でも，たばこの値上げが喫煙率の格差是正に貢献していることを示唆するエビデンスがある[3)].

このように，知識の啓発をして，1人ひとりが「吸いたくない，やめたい」と

[*3] ヘルスプロモーションを意識して作られた「健康日本21」が期待通りの成果を上げられなかった要因の1つに，社会環境への取り組みをうまく具体化できなかったことがあると指摘されている．

[*4] 日本はこの8つの条件について先進的であったことが，今日の長寿と関連しているように思う．「教育」に関しては，近代国家となる以前より（寺子屋のような）助け合いの規範に基づく身分を超えた取り組みがなされてきた．同時代の識字率は英国や米国をしのいでいた．戦後間もない，まだ発展途上国といえるような時期の1960年代に，国民の経済と健康の安定，貧困世帯への救済をはかる目的で，国民年金と国民皆保険を達成するなど「社会的公正」へ努力してきた．「平和」についても，戦争の放棄を憲法で掲げ戦後一貫して武力行使をしてこなかった．これらの日本の経験は，海外の国々にも参考になるはずである．例えば，日本がなぜいち早く国民皆保険を達成できたのかについての経験は，現在国民皆保険導入を目指している国々の参考になるだろう．

思えるようにすることも重要であるが，それ以上に，まず1) そう思った人が努力できるような支援環境をつくることが重要であり，さらには，たばこの害を知っているかいないかにかかわらず，2) たばこに興味を示さず，生涯吸わずに済むような環境や制度を整えることの大切さもヘルスプロモーションは強調している．

そして，「社会的に公正である」ことも明言している．これは本書のテーマである健康格差に直結する．取り組みの恩恵が一部の人々だけに届くのではなく，最もニーズの高い社会弱者にもしっかり届くようにしましょうというメッセージである．喫煙は低所得者ほど多い．次節で取り上げるように，低所得者にほど"効く"戦略が求められる．

●すべての政策に健康の概念を

2007年には，ヘルスプロモーションのさらなる展開を目指したアデレード宣言「すべての政策に健康の概念を：Health in All Policies (HiAP)[*5]」がなされた．健康の8つの条件である平和，教育，収入など，このいずれをとっても，保健を担当する部署が単独で扱えるテーマではない．したがって，健康づくりには，多くの部署や組織との幅広い連携が必要である．HiAPは，あらゆる政策を「健康」という観点で再検討し，調整しましょう，という提言である．

「健康の社会的決定要因」および「健康格差」の概念の普及

●英国の先進的取り組み

1970年代から人権の先進国・英国を中心に健康格差に関する研究が活発になった．1980年の「ブラック報告」[4)*6]や1998年の「アチェソン報告」において，あらゆる世代で社会階層による健康格差が存在することが報告され，そのデータを根拠として健康格差対策の推進が推奨された（図Ⅰ-6）．アチェソン報告では，健康を決定する重層的な「決定要因」が概念化され，社会環境の整備により健康格差対策を進めることが強調された（図Ⅰ-7）[5)]．さらに，2010年のマーモット・レビューでは，健康格差に関するデータや論文が包括的に検討され，対策の進め方や具体的なテーマが示された[6)]．

●WHOによる格差対策のための行動指針

2008年，マーモット氏が委員長を務めたWHO「健康の社会的決定要因に関す

[*5] 「ハイアップ」と読むことが多い．
[*6] 労働党政権の下に保健福祉省が提出した報告書である．報告書をまとめたダグラス・ブラック医師の名をとって「ブラック報告」とよばれる．職業階層によって，死亡リスクが2倍以上違う，といった健康格差に関する調査データをまとめた．報告書がまとまったときに政権交代により保守党のサッチャー政権が誕生したことも関連して，ブラック報告は，当時非常にシンプルな「報告書」の体裁でたった260部しか刊行されなかったという．のちに見直され，書籍化されてロングセラーとなっている．

I 健康格差を知る

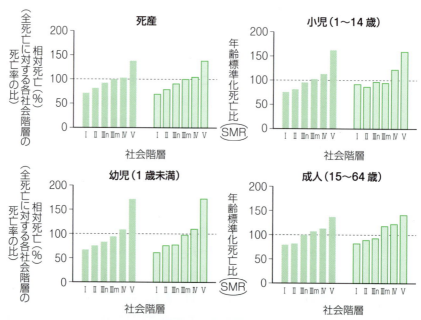

図I-6 ブラック報告による健康格差の分析結果
■は男性,■は女性.
I:専門職,II:中間,IIIn:スキルのある非肉体労働,IIIm:スキルのある肉体労働,IV:限定的なスキルをもつ職業,V:スキルのない職業.
〔Black D, Morris J, Smith C, Townsend P:Inequalities in health:report of a Research Working Group. Department of Health and Social Security, 1980 より〕

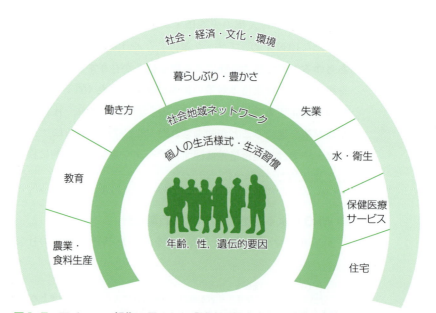

図I-7 アチェソン報告で示された「健康の社会的決定要因」の概念図
〔Dahlgren G, Whitehead M:Policies and strategies to promote equity in health. World Health Organization, 11, 1991 より一部改変〕

2. 公衆衛生の動向と健康格差対策

る特別委員会（CSDH）」の最終報告書が刊行された[7]．「Closing the gap in a generation（今の世代のうちに格差を縮めよう）」と題したこの報告書は，世界レベルで健康格差対策をどのように進めるかについての指針を提示している．特に，以下に示す3つの推奨事項は，次節以降取り扱う「健康格差対策の5つの視点」とも密接に関係する．

①生活環境を改善する

　ヘルスプロモーションの概念にもあるように，健康格差対策には「健康」という概念にかかわらず，広く生活全般の環境の改善にアプローチすることが必要ということ．幼少期の教育環境から，成人期の就労環境，心身ともに豊かな老後を送れるための社会保障や市民社会の構築を世界規模で進めようというメッセージである．

②権力・お金・資源の不公正な分配を幅広い連携とガバナンスで是正する[*7]

　保健の担当部署や行政のみの単独の活動では，①のような生活全般にかかわる社会環境の整備はできない．幅広い，横断的・縦断的な連携が不可欠である．公的機関がしっかりとかかわって，トップダウンで統制（ガバメント）するのではなく，行政内の横断的な連携のもと，民間組織も含めて，それぞれが最大限に力を発揮できるような仕組み（ガバナンス）が重要としている．

③課題を測定し，理解して，取り組みの効果をアセスメントする

　健康格差を継続的に測定して評価すること（モニタリング）は，対策を戦略的に進めるために決定的に必要なことである．報告書は健康格差のサーベイランス・システムを作るべきであると主張している．データを示すことは，関係者間の合意形成・効果的な活動の推進・政策担当者のスキル向上・住民への理解の推進，のいずれにおいても不可欠である．

　上記の推奨事項の和訳を「資料編」（170ページ）に掲載した．

「健康日本21」と健康格差対策

　日本では，1978（昭和53）年から「国民健康づくり対策」が策定され，おおむね10年ごとに改定されてきた（図Ⅰ-8）．2000（平成12）年から始まった戦略的なヘルスプロモーション活動，「21世紀における国民健康づくり運動」通称「健康日本21」は，保健活動にPDCAのマネジメント手法をとりこんだ画期的な活動であった．「健康寿命の延伸」に向けて，栄養・食生活，身体活動・運動，休養・こころの健康づくり，たばこ，アルコール，歯の健康，糖尿病，循環器病，がんという9分野について具体的な数値目標を定め，モニタリングと評価が国と

---

*7 原文（tackle the inequitable distribution of power, money, and resources）には「幅広い連携とガバナンスで」とは入っていないが，解説文ではそこが強調されており，これが肝心な部分であることが伺えたため，あえてこの言葉を追加した．

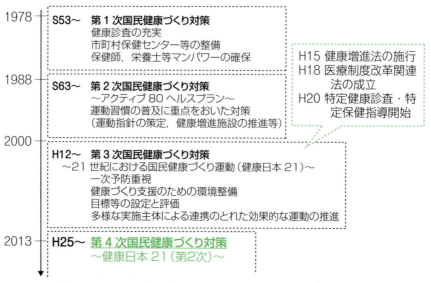

図 I -8　日本の健康づくり対策の流れ
〔厚生労働省：健康日本 21（第 2 次）参考資料スライド集（http://www.mhlw.go.jp/stf/seisakunitsuite/bunya/kenkou_iryou/kenkou/kenkounippon21.html）より〕

自治体それぞれで実施された．2003（平成 15）年には健康増進法が制定され，健康日本 21 に法的根拠が加わった．

2007（平成 19）年に公表された中間評価報告書では，成果が芳しくないとして，後半に向けて「産業界との連携」「メタボリックシンドロームの概念の普及」「ポピュレーションアプローチの積極展開でハイリスクアプローチとの相乗効果をねらう」などの方針が挙げられた[8]*8．以降，「メタボリック症候群」対策に焦点が当てられ，知識の啓発と特定健診・特定保健指導の導入などが進められた*9．

残念ながら健康日本 21 の最終評価結果も芳しくなく，目標達成は 17% にとどまり，15% は悪化，という結果であった[9,10]．同最終評価報告書では，「次期運動方針の検討の視点」として

① 「少子高齢化・近年の社会情勢*10 に配慮」
② 「目指す姿の明確化と目標達成へのインセンティブを与える仕組みづくり」
③ 「現場が疲弊しない目標の設定や体制づくり」

---

*8 「今後は，都道府県が中心となって，医療保険者，市町村等の関係者の役割分担と連携の促進を図っていくことになるため，都道府県における健康増進計画の内容充実に向けた関係者の協議等が円滑に進むよう，積極的に支援していくべき」という文言は興味深い．保健所機能の充実を何とか達成したいものである．
*9 以降，通称「メタボ」として普及．
*10 景気低迷や貧困，社会格差への懸念などのこと．

④「民間企業などを巻き込んだ強力な広報戦略」
⑤「個人の健康設計における『こうすべき型』から『こうありたい型』への転換」といった提案がなされた[*11].

健康日本 21（第 2 次）：「健康格差の縮小」を目指せ

上記の提案を受け，2013（平成 25）年から開始された「第 2 次」では，格差の拡大や少子高齢化といった社会情勢を鑑みて，「健康格差の縮小」が最終目標として加わった．また，これを「社会環境の整備」によって実現することを目指すことが明確にうたわれた（図Ⅰ-9）．

健康日本 21（第 1 次）でも，「社会環境の改善」はうたわれてはいたものの，決め手となる手法や標準的なアプローチ法が見出せず，なかなか具体化しなかった．そのため，ポピュレーションアプローチとは言っても中身は（メタボなどの）知識の普及啓発にとどまりがちになり，環境整備が進まなかった．こういった反省から，新たに「健康格差の縮小」という目標をうちだすことで，健康づくりに積極的になれない人々や社会から排除されがちな人々にもしっかりケアが行き届き，効果が上がるように社会環境を整備しよう，ということをあらためて強調した，ということだろう．

＊

ともあれ，日本でも「健康格差対策」を国民運動として推進すべきことが，法的根拠をもった全国運動で示されたのである！

以上，健康格差対策を国際的・国内的な視点から概観してきた．現在は健康格差の是正というアプローチを追加することでヘルスプロモーションを加速させよう，というフェーズにあることをご理解いただけただろうか．

ヘルスプロモーションへの批判と対応

ヘルスプロモーションにはいくつかの批判がある．特に「すべての政策に健康の概念を：HiAP」には大きな批判が起きた．「HiAP はヘルス・インペリアリズム（health imperialism）だ」という批判である．

直訳すれば，「健康帝国主義」．何やらおどろおどろしい．「健康至上主義」といってもいいだろう．「健康のためならほかの政策を犠牲にしてもいいのか」「ほかのあらゆる政策より保健政策が重要というのは傲慢ではないか」という批判である．あたかも健康が人類最大の価値であるかのような「上から目線」の物言い

[*11]「あなたはもっと痩せるべき」「血圧を下げるべき」というような，個人の責任に基づいて行動変容を促すアプローチを見直そう，という意図と思われる．

I 健康格差を知る

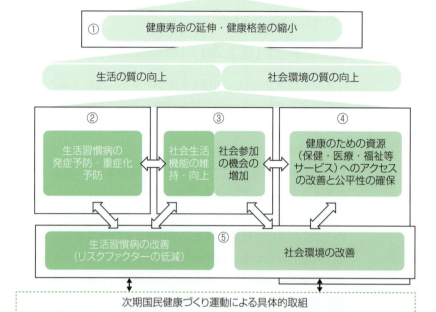

図 I-9 健康日本21（第2次）の概念図
〔厚生労働省：健康日本21（第2次）参考資料スライド集（http://www.mhlw.go.jp/stf/seisakunitsuite/bunya/kenkou_iryou/kenkou/kenkounippon21.html）より〕

に，健康部門以外の人々がカチンときたのである．健康格差対策においても，謙虚に受け止めなければなるまい．

　日本でも，「健康日本21」（第1次）が発表されたときにも，同じ批判を耳にしたことがある．「健康のためなら死んでもいいと言っているようなものだ」という意見である．実はすでに19世紀，先に紹介した英国の健康格差対策の先駆者

チャドウィックも同じように批判されている．1854 年，救貧法の改定後，社会環境の整備にいっそう力を入れようとする彼に対して，英国のタイムズ紙は「われわれは，押しつけの健康よりも，コレラの感染を選ぶ」と批判したそうだ[11]．

これらの批判をどう受け止め，どう行動すべきだろうか．ポイントは 2 つ考えられる．

まず第 1 に，健康は，幸福や自己実現のための 1 つの条件にすぎないこと，そして手段であって目的ではないこと．この 2 点を踏まえておきたい．確かに，健康でなければ，働くことは難しく，生活が成り立たない．命が尽きればすべておしまいである．とはいえ「健康」も数ある「価値」の 1 つにすぎない．

第 2 に，win-win な関係を目指すことだ．相手組織の本来の活動目的を十分に理解し「共通の目標」を見出して信頼関係を築きたい．こちらの活動が，先方のメリットにもなる，先方の目的に合っていると感じてもらうことを目指すのである．

> **＜ポイント＞ヘルスプロモーションへの批判を乗り切るために**
> ① 健康は目的ではなく，自己実現や幸福のための手段であることを踏まえよう
> ② Win-win の関係をつくる：互いに利益になることについて協働しよう

●引用・参考文献
1) 辻一郎：健康長寿社会を実現する：2025 年問題と新しい公衆衛生戦略の展望．大修館書店，2015．
2) Ikeda N, Saito E, Kondo N, Inoue M, Ikeda S, Satoh T, et al：What has made the population of Japan healthy? Lancet 378 (9796)：1094-1105, 2011.
3) Tabuchi T, Fujiwara T, Shinozaki T：Tobacco price increase and smoking behaviour changes in various subgroups：a nationwide longitudinal 7-year follow-up study among a middle-aged Japanese population. Tob Control：2016 Feb 15. pii：tobaccocontrol-2015-052804. doi：10.1136/tobacccontrol-2015-052804 [Epub ahead of print]
4) Black D, Morris J, Smith C, Townsend P：Inequalities in health：report of a Research Working Group. Department of Health and Social Security, 1980.
5) Acheson D：Independent Inquiry into Inequalities in Health：Report. The Stationery Office (UK)：1998.
6) Marmot M, Allen J, Goldblatt P, Boyce T, McNeish D, Grady M, et al：Fair Society, Healthy Lives：The Marmot Review, strategic review of health inequalities in england post-2010.
7) WHO Commission on Social Determinants of Health：Closing the gap in a generation：health equity through action on the social determinants of health. Final Report of the Commission on Social Determinants of Health. World Health Organization, 2008.
8) 厚生科学審議会地域保健健康増進栄養部会．「健康日本 21」中間評価報告書 2007．
http://www.kenkounippon21.gr.jp/kenkounippon21/ugoki/kaigi/pdf/0704hyouka_tyukan.pdf
9) 健康日本 21 評価作業チーム．「健康日本 21」最終評価．2011．
http://www.mhlw.go.jp/stf/houdou/2r9852000001r5gc-att/2r9852000001r5np.pdf
10) 厚生科学審議会地域保健健康増進栄養部会，次期国民健康づくり運動プラン策定専門委員会．健康日本 21（第 2 次）の推進に関する参考資料 2012．
http://www.mhlw.go.jp/bunya/kenkou/dl/kenkounippon21_02.pdf
11) Ferriman A：Vilified for tackling tobacco. BMJ 320 (7247)：1482, 2000.

3. 健康格差対策の進め方 5つの視点の概略

<要約>
健康格差対策を始めるにあたって以下に挙げた5つの視点を理解しよう．
- 視点1：健康格差対策のための新しいポピュレーション・アプローチ
- 視点2：「見える化」による課題共有とPDCA
- 視点3：横断的・縦断的な組織連携
- 視点4：健康に無関心な人にも効果的な戦略
- 視点5：ライフコースにわたる対策

健康格差対策は，「グループ間のばらつき」を縮めることが目的である．例えば，自治体内の地区間格差，所得間格差，生活保護受給者とそれ以外の格差，在日外国人とそのほかの人々の格差など，地域の実情に合わせてさまざまな健康格差に対応していく．

この節では，健康格差対策特有の課題について解説したあと，健康格差対策の考え方を「5つの視点」に絞って，まず大まかに解説する．第2章ではその1つひとつについて深掘りする．ここでまずざっくりと理解して，気になる部分について，第2章の該当部分を読み深めていくといいだろう．

健康格差対策特有の課題とは？

表Ⅰ-1[1]に示したように，健康格差対策にはいくつか特有の課題がある．1つひとつについて解説しよう．

①**因果関係が複雑**：健康格差が生じるメカニズムは多岐にわたり複雑である．低所得者ほど糖尿病のコントロールが悪い，という問題1つとっても，貧困・学歴・生い立ち・婚姻関係・医師との信頼関係など，さまざまな要素が絡んでいる．

表 I-1 健康格差対策の課題

対策の課題	対策を進める際の問題点
① 因果関係が複雑	どれから着手するべきかわからない
②（所得などの）データがない	あったとしても（担当部署が違うなどで）使いづらい場合が多い
③ 他部署や外部組織との連携が必要	（本来各部門の目的は異なるため）連携を継続しづらい
④ すでに目の前の課題がたくさんある	社会環境という（根本的な）問題は無視されがち
⑤（役割の）細分化・分権化が進んでいる	利害関係者の調整がいっそう難しくなっている
⑥ ライフコースにわたる	行政の業務計画とそぐわない（通常数年単位で計画を練る）

〔Exworthy M：Policy to tackle the society determinants of health：using conceptual models to understand the policy process. Health Policy Plan 23（5）：318-327, 2008 より筆者訳，一部改変〕

そのため，どの要因から着手したらよいかわからない，という壁にぶち当たることがよくある．

②（所得などの）データがない：データの入手が困難なことも保健担当者としては悩ましい．所得など格差を見るのに必要なデータを利用するには，そのデータをもっている部署と連携する必要がある．たとえ所有していても，専門外なので扱い方がわからないこともよくある．

③他部署や外部組織との連携が必要：多様な部署や組織との連携が必要であるが，健康づくりが担当でない部署から協力を得ることが難しい．

④すでに目の前の課題がたくさんある：現時点ですでにたくさん課題があるのに，新しい課題として健康格差対策を追加すること自体，多くの自治体職員にとって厄介な存在と感じられることだろう．

⑤（役割の）細分化・分権化が進んでいる：近年，行政組織も細分化が進み，それぞれが扱うテーマがどんどん狭くなっている傾向がある．これが健康格差対策を難しくしている．細分化するほど，連携すべき利害関係者や担当者が増えてしまい，調整が大変になるからである．

⑥ライフコースにわたる：健康は，胎児のころから成人に至るまでのライフコース全般でのさまざまな経験や環境の影響を受ける．そのため数十年のスパンで対策していかなければならない．ところが行政の業務計画のほとんどは3年ないし5年間であり，ウン十年の長期計画を立てるのは難しい．業務の担当も3年おきくらいに代わっていくのが通例であり，引き継ぎも難しい問題だ．

さて，こうまで難題が列挙されると少し気後れしそうだが，どうか安心していただきたい．ここで紹介する「5つの視点」は，まさにこの「課題をどう克服するのか」に応えるものである．それでは1つひとつ見ていこう．

I 健康格差を知る

視点1：健康格差対策のための新しいポピュレーション・アプローチ

ポピュレーション・アプローチも場合により格差を広げてしまう

　視点の1つ目は，健康格差を減らす対策の考え方についてである．健康格差対策には，ポピュレーション・アプローチが大切だ．ただし，ポピュレーション・アプローチも，やり方によっては健康格差を広げてしまう可能性がある．

　特に，健康に関する知識の普及やキャンペーンタイプの活動には注意が必要だ．社会的なストレスを抱えている人は，健康づくりへの関心をもてずにいることが多いため，そのようなキャンペーンに反応しづらいからである．社会弱者が"おいてけぼり"を食らうことのないように注意したい．

社会弱者に特化したポピュレーション・アプローチ：
社会弱者の健康を「底上げ」

　そこで近年，いくつかのいわば「改訂版」ポピュレーション・アプローチが提案されている．その1つ目が，「社会弱者に特化したポピュレーション・アプローチ（vulnerable population approach）」だ[*1]．社会的にぜい弱な人々の健康を「底上げする」アプローチである．貧困層など，社会的に不利な状況にある特定の人々へ特に効果がある対策を施す．

　「底上げ」の考え方は倫理的にも重要である．前節で解説したように，社会的に不利な状況にある人々が不健康なのは，今ある社会の仕組みや文化といった「個人の努力では変えがたい」要因のためかもしれない．であれば，それは社会全体の責任において対応すべきだからである．例えば，低所得者への所得補償（生活保護など），ドヤ街のような地域での特別な保健サービスの提供などである．

　ただしこの，特定の集団を選んでケアを提供するという「選別的」なアプローチには，ハイリスク・アプローチと同様に下記のようにいくつかの注意点がある．

> **＜ポイント＞社会弱者に特化したポピュレーション・アプローチの注意点と課題**
> - 社会弱者にレッテルを貼り，差別を生む可能性がある
> - 支援対象とする"ぜい弱な人々"の基準選定（線引き）が難しい
> - 支援制度の申請手続きが難しく，社会弱者にはハードルが高い

---

*1 特定の和訳がないため，このように訳した．「弱者集団アプローチ」などと訳してもいいだろう．

3. 健康格差対策の進め方 5つの視点の概略

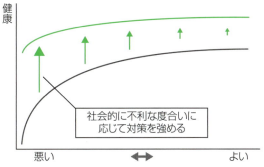

図Ⅰ-10 傾斜をつけたユニバーサル・アプローチの考え方

傾斜をつけたユニバーサル・アプローチ：
社会リスクが高い人にほど手厚く，しかし全員に

　健康格差対策にとって，もう1つ大切な考え方がある．それは，基本的に「すべての人」が恩恵を受ける，つまり「普遍的な」対策であるべき，というものだ．その主な理由は2つ．まず第1に，ぜい弱なポピュレーションに特化したアプローチの注意点として書いたように，社会的なリスクに線引きをして，特定のグループを選別することが難しいからである．そして第2は，そのような線引きがさらなる差別へとつながる可能性があるからである．

　とはいっても，リスクが高い人にほど手厚いケアを提供しなければ健康格差は縮まらない．そこで提案されているのが，「傾斜をつけたユニバーサル・アプローチ（proportionate universalism）」[*2]である[2)]．基本的にはユニバーサル（普遍的）な，全員を対象とした対策だが，その対策の度合いを社会的に不利な度合いに応じて強める，というものだ（図Ⅰ-10）．

視点2：「見える化」による課題共有とPDCA

見える化は健康格差対策の第一歩

　健康格差を「見える化」すること，つまり，地域や所得など，社会背景ごとの健康指標の違いを客観的なデータを用いて明らかにしてわかりやすい形で表現す

[*2] これも決まった和訳があるわけではないので，ここでは「えいやっ」とこのように訳した．「傾斜的普遍主義」などと訳してもいいかもしれない．

I 健康格差を知る

ることは，健康格差対策のスタートラインである．前節で紹介した WHO 健康の社会的決定要因に関する特別委員会の最終報告書でも「健康格差のモニタリング」として強調されている[3]．

健康格差対策に見える化が必要な理由は以下の3つである．

①対策にかかわる多様な人材や組織同士の課題共有のため

健康格差対策は多様な組織との連携で進む．皆が納得するような連携を進めたいとき，客観的なデータが威力を発揮する．データには説得力がある．住民組織との課題共有にも見える化はとても役立つ．

②対策の優先順位づけのため

予算を均等に配分するのは，一見公平に見えるが，場合によってはむしろ「不公正」と判断される場合もある．健康格差対策の観点からは，ニーズが高い人たちや課題には優先的に予算を回してケアをすべきだからである．

③対策のマネジメント：計画の立案と評価のため

従来の保健活動同様，健康格差対策にも，数値評価を含めたマネジメントが必要だ．健康格差指標をモニタリングして，数値目標を定めて，定期的にその達成度を評価して，取り組みを見なおす．この Plan-Do-Check-Act（PDCA）のサイクルをまわそう．

データを活用した優先する健康課題の選定

健康課題は多岐にわたる．まずは客観的なデータを活用して**優先すべき課題を選ぼう**．

＜手順＞
①全国や周囲の自治体と比較して，特に成績のよくない指標を1つないし複数選ぶ
②その項目がどの程度重要な健康課題かを総合的に検討して絞り込む

優先する集団の選定

優先して取り組む課題が決定したら，次に，その課題への対策において**特に力を入れるべき集団**を選ぼう．

＜手順＞
①選んだ指標について，集団ごとに評価する
②「指標の悪さ（＝ニーズの大きさ）」と，「利用できる資源の量」とのバランスで候補を絞り込む
③以下の「優先する集団選定の視点」に基づき，最終的にグループの優先度を決める

> **<ポイント>優先する集団選定の視点**
>
> **主な視点**
> ① ニーズの大きさ
> ② 資源や介入の質と量
>
> **補足的な視点**
> ③ 介入手段や下準備が整っているか
> ④ 介入により改善が見込まれるか
> ⑤ （社会的に）受け入れられやすいか

健康格差是正の目標設定の方法：2つのアプローチ

1 底上げ型

ぜい弱なポピュレーションに特化したアプローチに基づき，地理的・社会的に不利なグループの健康指標の底上げを目指す場合の目標設定である．

例：「低所得者の糖尿病有病割合を○○％低下させる」

2 全体型

集団全体の格差縮小目標を設定する．

例：「地区間の受診割合の差を最大20％未満にする」

健康格差の見える化に使うデータの入手法

健康格差の見える化にはさまざまなデータを利用できる．新たにアンケートなどを企画する前に，既存のデータが活用できないかを考えたい．データの入手のためには部署間連携も重要だ．主な入手法を5つに分けてみた．

①**手持ちの業務データを最大限活用**：手持ちの衛生統計を小地域別に見てみるだけでも，新たな発見がある．

②**すでに計画されている調査に必要な項目を追加**：新たに調査を企画するのは大変．所得や学歴・就労状況などの項目を既存の調査に入れてもらうだけで，データの活用の幅がぐっと広がる．

③**公的統計を2次利用する**：人口動態統計や国民生活基礎調査など政府の統計を活用すると，精度の高い分析が可能[*3]．

④**健康格差対策のための独自調査を行う**：しっかりとデザインした独自調査の実施も時に必要になるかもしれない．

＊3 2次利用申請が必要だが，近年手続きはかなり楽になった．

⑤行政内外の部署や機関との連携によりデータ入手：データは所属する部署以外にもたくさん眠っている．データ活用面でも部署間連携を進めよう．

住民から集められたデータは住民の財産．規制は遵守しつつも，住民の健康と福利厚生の向上のために積極的に活用したい．

視点3：横断的・縦断的な組織連携

健康格差対策には組織連携が不可欠

健康格差対策では制度（教育や雇用など）や環境（交通・買い物・医療など）にアプローチする必要がある．それらを扱うさまざまな部署や組織との連携が求められる．連携には，部署間をまたいだ連携や地域のさまざまな組織との連携といった「横断的な」連携と，国や都道府県・保健所といった上層機関との「縦断的な」連携がある．社会背景の異なるさまざまなグループや地域の特性を把握するには，市民や市民組織の力も欠かせない．また，健康格差対策のアドバイザー的な役割を担う都道府県や保健所の役割は今後ますます大きくなるべきだろう．そういった連携を取りまとめる人材としては，保健師の役割が法的には明記されている．統括保健師などを中心として，健康格差対策で力を発揮してもらいたい．

ソーシャル・キャピタルと健康格差対策

ソーシャル・キャピタルとは，人々同士・組織同士のつながり，つまり「**社会関係**」を資源としてとらえる**概念**である．地域のさまざまなつながりが「地域の力」となり，さまざまな課題の解決に役立つことが期待される．

社会弱者は孤立しがちである．孤立は不健康を生むことが知られている．健康格差対策には，個人間のつながりが保たれるような環境づくりが役立つ．

ソーシャル・キャピタルの醸成には，次の3つのアプローチがある．
①**住民同士の連携を支援する**：住民組織や地域ボランティアの育成など
②**組織連携を強化する**：地域組織間のガバナンス体制の構築
③**連携を増やすために必要な制度改革や環境整備を進める**：交通環境を整えて，外出や交流を促したり，交流の妨げとなっている決まり（例えば個人情報保護条例）の見直しをするなど

「連携づくり」「まちづくり」は誰が進める？

近年の「地域づくり型」の保健活動の広がりを受けて，保健スタッフも住民組織の育成に大きくかかわるようになってきた．しかし，保健スタッフは住民のつ

ながりづくりの専門家ではない．専門的な仕事は，できるだけ専門家に任せるべきではないだろうか．少なくとも単独で進めないように準備の段階から必要な連携をしていきたい．

市民のつながりづくりの活動を進める前に，他部署とまず確認しておきたいことは次の3点である．
①目的が似通った既存の取り組みはないか？
②一緒に進められそうな取り組みはないか？
③優先して連携すべき部署はどこか？

連携・協働に便利なツールを活用しよう

連携すべき相手を見つけたり，その優先順位づけをするためのツールを活用しよう．例えば「健康・介護施策における部署間連携のためのアクションチェックリスト ver.1」である[4]．

「健康影響アセスメント（Health Impact Assessment：HIA）」の活用も広がってきている．対策を進めるときは，それが思わぬところで健康格差を広げてしまうことにならないように配慮が必要である．地域のさまざまな人々にとって，互いに満足のいく対策となっているかを評価・見なおしをすることで合意形成を促すツールが健康影響アセスメントだ．

こういったツールを積極的に活用して，多彩な組織をまきこんでまちづくりを進めてほしい．

視点4：健康に無関心な人にも効果的な戦略

「情緒・経験則システム」と「熟慮システム」

私たちは，常に論理的に考えて行動しているわけではなく，日々の行動の大部分を「なんとなく」行っている．健康行動も同じで，常に将来の健康のことを思って悩みつつ理詰めで選択しているのではない．

私たちは，何らかの選択をする際，主に2つの認知のシステムを働かせて，その組み合わせで選択を行っている．第1のシステムは，これまでの経験から条件反射的に選択する「情緒・経験則システム」である．第2のシステムは，じっくり選択肢を吟味して，論理的な熟考の末選択する「熟慮システム」である．前者はすばやく，後者は時間がかかる（表Ⅰ-2）．

ストレスを抱えている人ほど「情緒・経験則システム」が優位

社会的なストレスを抱えているほど，ストレスホルモンの影響などにより「情

表Ⅰ-2 2つの認知システムとその特徴

認知システム	特徴	選択の速さ
情緒・経験則システム	無意識・自動的	速い
熟慮システム	意識的・思慮的	遅い

情緒・経験則システムは認知バイアスを生む.

緒・経験則システム」が優位になることが知られている.その結果,長い目で見れば損な選択なのに,認知にバイアスがかかっているために"思わず"選んでしまう,といったことが起きる.数十年後に健康でいられるように今の行動を統制しよう,といったような熟慮をするゆとりがなくなっているからだ.つまり健康づくりに無関心になってしまうのである.健康格差対策には,健康に無関心な,いわば「健康無関心層」ともいえる人々への対策が求められる.健康無関心層に振り向いてもらう環境づくり・しかけづくりを進めよう.

健康に無関心な集団への対策とは？

1 社会環境の整備が「正攻法」

健康に関心を寄せるゆとりがない社会弱者でも無意識に健康になれるような環境づくり—その戦略はいろいろだが,まずは社会環境の整備を進めることが「正攻法」だろう.「傾斜をつけたユニバーサル・アプローチ」に則って,社会的に不利な度合いに応じて対策を強化しつつ,すべての人々がカバーされるような保健対策や社会保障施策である.

2 健康的な行動を促す「しかけ」も大切

しかし,いくら保健対策を充実させても,もし健康に無関心であれば使ってもらえない.そこで,お金や時間を,できるだけ「使ってもらいたいもの」つまり健康的な食べ物やサービスにつぎ込んでもらうための「しかけ」や「仕組み」も必要ではないだろうか？ 最近,健康的な選択をしたくなるようなインセンティブ[*4]を与える戦略が注目されている.よくあるのはポイント制度やクーポン券などを健康づくりの場に応用するアプローチだ.健康的な選択のバリアを下げる,あるいはアクセスをよくするのも有効である.健診会場を増やす,遊歩道を整備して運動しやすくなる環境をつくる,といった取り組みが進められている.

3 見逃されてきた「別の一手」—人の一見おかしな行動様式を逆手にとる

発想を転換しよう.何はともあれ,私たちは感情で動いている.ならば,衝動

[*4] インセンティブとは,その行動を起こそうとする意欲を引きだすような外からの刺激や動機づけのこと.

的な選択をしてしまったとしても，結果として健康的な選択をしてしまえばよいではないか？　人には，フレーミング効果や損失回避バイアスなど，さまざまな認知のゆがみ（バイアス），いわば「考え方のクセ」がある．これを逆手にとって健康づくりができないだろうか．そんなことができるのか，と思うかもしれないが，すでにそのような事例が散見されている．

4 "敵"に学ぼう

このような「認知バイアス効果」の数々を最も巧みに活用しているのは，ビジネスの世界である．その中にはたばこやファストフード店など，保健活動の"敵"とも言える業種も含まれる．彼らの売り込み戦略の手法に学ぶ，という姿勢も有効と，筆者は考える．

5 健康サービスを"売る"という視点で

従来の公衆衛生対策には対象者の**感情に訴える**アプローチが乏しい．これはもったいない．"敵"をみならい，モノをどう売るか？　の視点で，もっと**「健康サービス」を"売る"**工夫をすべきだろう．このときに参考になるのが，「モノを売る」理論，すなわちマーケティングである．マーケティングとは，顧客が求める価値を創造する一連のプロセスや戦略のことである．

ここで言う私たちが"売りたい"モノとは，公衆衛生のサービスや健康行動のこと．対象者が求めるのは，多くの場合，商品そのものではなく，その商品を手に入れることで得られる体験である．あなたが健康にしたいと思っているその人にとって，価値ある体験とは何だろうか？　その価値を想像して，それを効率よく伝えて選んでもらう仕組みを考えよう．

> **<ポイント>マーケティングのエッセンス**
> - その1：お客さんが欲しいのは商品（健康サービス）ではない：「買い手」が欲しいのは何か？　何に魅力を感じるのか，が重要
> - その2：「買い手」の個別化とターゲットの絞り込み：どんな人が何に魅力を感じるのか，という個別化の作業を
> - その3：マーケティングの4P
>   プロダクト（product）：商品やサービスのこと
>   プライス（price）：商品・サービスの価格のこと
>   プロモーション（promotion）：売り方のこと（これこそ「ヘルスプロモーション！」）
>   プレイス（place）：場所・流通（placement）：どこでサービスを実施するか，どうやって広く知らしめるかということ

I 健康格差を知る

6 保健マーケティングの強力なツール：ゲーミフィケーション―健康づくりを「ゲーム」に

健康に無関心な人も，健康的になるゲームならやってくれるかもしれない．保健サービスにゲームの要素を取り入れることで，健康に無関心な人にも行動してもらえないだろうか？ 物事をゲームのようにしたてて楽しく参加・継続してもらう，という取り組みがゲーミフィケーションである．

人を夢中にさせるゲームには，競争，報酬，ソーシャル，階級・レベルシステム，ゴールとミッション，可視化，フィードバック，くじ引き・ギャンブル，ストーリー性といった要素が含まれている．これらを保健対策にもうまく入れ込んでいけないだろうか．

視点5：ライフコースにわたる対策

健康は胎児期からの環境の蓄積で決まる

健康は，受精卵として生を受けたそのときからの環境曝露の蓄積で決まる．そのため，ライフコースにわたる各時期の生活環境や習慣，そのすべてが生涯にわたる健康リスクにかかわってくる．

子どもの頃の社会経済的環境が成人期以降の健康に影響を与える経路としては，1つ目に，子どもの頃の社会経済的環境が成人期の社会経済的環境へと受け継がれ，成人期以降の健康状態を決定するという**社会推移による経路**（social trajectory pathways）と，成人期の社会経済的環境とは無関係に幼少期の社会経済的環境が直接成人期の健康に影響するという**潜在的な影響による経路**（latent effects pathways）の2つが考えられている．

それぞれのライフステージ特有の健康の社会的決定要因

胎児期から老年期に至るまで，各ライフステージには特有の健康の社会的課題がある（図Ⅰ-11）．各ライフステージ特有の要因については，その時期を逃してしまうとその後取り返すのが大変なものも多い．対象者のライフステージに合わせて，その時々の重要な課題に合わせた健康格差対策を実施していこう．

小さいときに介入するほうが安上がりか

大人になってから対応するよりも幼少期へ介入するほうが費用対効果の面でも有利な可能性がある．貧困世帯の児童に対する教育経済学に関する一連の研究により，同じ金額を教育に投資する場合，5歳未満など，教育が可能な年齢の中では年齢が低いほど，投資額に対するリターンが大きいことが示されている．

3. 健康格差対策の進め方　5つの視点の概略

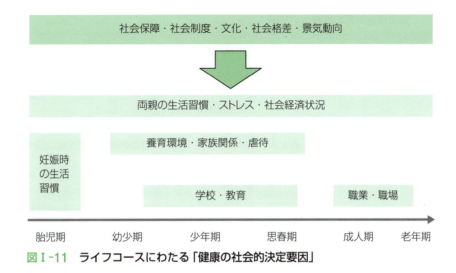

図 I-11　ライフコースにわたる「健康の社会的決定要因」

まとめ：健康格差対策の課題を克服するために

　以上，健康格差対策に重要な5つの視点を紹介した．次章で，それぞれを具体的に解説するが，その前に，あらためて表 I-1「健康格差対策の課題」をご覧いただきたい（p.25）．これら課題の1つひとつを克服するために，5つの視点がどのように貢献できるだろうか．紹介した「5つの視点」を踏まえて，その解決策を表 I-3 に示した．

　まず「因果関係が複雑でどこから手をつければいいかわからない」という課題．これは，「視点2：見える化による課題共有と PDCA」により対応しよう．たくさんある課題をデータで把握し，わかりやすい形で共有することで，優先して手を付けるべき課題を抽出する．

　次に「（所得などの）データがない」という課題．これは保健担当部署だけでは解決できない．そこで「視点3：横断的・縦断的な組織連携」による地域ガバナンスで対応する．連携を進めて，必要なデータを各部署からもちより「見える化」を進める．そうはいっても，「たとえデータをもらっても，分析の作業を自前でやる力はない」という場合もあるだろう．そういう場合は，ほかの人や組織の手を借りてほしい．都道府県や保健所，研究者，シンクタンクなど，予算や状況に見合った連携相手を見つけて「見える化」してもらおう．

　「他部署との連携が必要」という課題．これには「視点3」で挙げたように，まずは身近なところから進めていこう．コツは，「視点2」の「見える化」から始めることである．データを使って，ワークショップをやってみよう．双方に共通の課題が見つかるはずである．そこから連携をスタートさせていくのである．

I 健康格差を知る

表 I-3 健康格差対策の課題への対策

対策の課題	対策
①因果関係が複雑	見える化して優先順位づけをしよう（視点2）
②（所得などの）データがない	業務データベースは量・質ともに加速度的に改善している．部署間連携と情報技術の活用で解決（視点3）
③他部署や外部組織との連携が必要	見える化したデータを共有して win-win の連携を探ろう（視点3）
④すでに目の前の課題がたくさんある	見える化して優先順位をつけよう．優先順位づけのためのツールをうまく活用しよう（視点2・3）
⑤（役割の）細分化・分権化が進んでいる	見える化したデータを共有して win-win の連携を探ろう．よりよい連携体制・ガバナンス体制を築こう（視点2・3）
⑥ライフコースにわたる	各ライフステージの特徴的課題や，特に社会弱者が陥りやすい課題へ対応しておくことで次のステージでのリスクが減らせる（視点5）

「すでに目の前の課題がたくさんある」という課題．これは「優先順位」の問題である．これには，「見える化」と「連携・ガバナンス」が生きてくる．

「役割の分権化が進んでいる」という問題．これにも，「見える化」に基づき，部署間に横ぐしを入れるような取り組みを推進することで対応しよう．

最後に，「ライフコースにわたる要因が関係する」という課題．これは「視点5」そのものである．通常3年や5年でつくる事業計画に，数十年分の長期計画を盛り込むのは難しいが，子どもの社会環境を守ることが，数十年後の住民の健康増進につながる，という理解を少しずつ広げていきたい．

●引用・参考文献

1) Exworthy M：Policy to tackle the social determinants of health：using conceptual models to understand the policy process. Health Policy Plan 23（5）：318-327, 2008.
2) Marmot M, Allen J, Goldblatt P, Boyce T, McNeish D, Grady M, et al：Fair Society, Healthy Lives：The Marmot Review, strategic review of health inequalities in england post-2010.
3) WHO Commission on Social Determinants of Health：Closing the gap in a generation：health equity through action on the social determinants of health. Final Report of the Commission on Social Determinants of Health. World Health Organization, 2008.
4) ピーター・H・ロッシ，マーク・W・リプセイ，ハワード・E・フリーマン：プログラム評価の理論と方法—システマティックな対人サービス・政策評価の実践ガイド．日本評論社，2005.
5) 福田吉治，八幡裕一郎，今井博久：一目でわかるヘルスプロモーション：理論と実践ガイドブック．和光市：国立保健医療科学院，2008.
6) Prochaska JO, Diclemente CC：Stages and processes of self-change of smoking：Toward an integrative model of change. Journal of Consulting and Clinical Psychology 51（3）：390-395, 1983.
7) Ajzen A, Driver BL：Prediction of leisure participation from behavioral, normative, and control beliefs：an application of the theory of planned behavior. Leisure Science 13：185-204, 2009.
8) Kahneman D, Tversky A：Prospect Theory：An Analysis of Decision under Risk. Econometrica XLVII：263-291, 1979.
9) Webb TL, Sheeran P：Does changing behavioral intentions engender behavior change? A meta-analysis of the experimental evidence. Psychol Bull 132（2）：249-268, 2006.
10) 近藤尚己：健康無関心層に向けた新しい保健活動 健康格差対策の観点から．保健師ジャーナル 71（9）：740-745, 2015.

11) Murata C, Yamada T, Chen C-C, Ojima T, Hirai H, Kondo K：Barriers to Health Care among the Elderly in Japan. International Journal of Environmental Research and Public Health 7（4）：1330-1341, 2010.
12) Hiyoshi A, Fukuda Y, Shipley MJ, Brunner EJ：Health inequalities in Japan：The role of material, psychosocial, social relational and behavioural factors. Soc Sci Med 104：201-209, 2014.
13) Barker DJ, Osmond C：Infant mortality, childhood nutrition, and ischaemic heart disease in England and Wales. Lancet 1（8489）：1077-1081, 1986.
14) デイヴィッド・バーカー：胎内で成人病は始まっている―母親の正しい食生活が子どもを未来の病気から守る．ソニーマガジンズ，2005.
15) Suzuki K, Kondo N, Sato M, Tanaka T, Ando D, Yamagata Z：Maternal smoking during pregnancy and childhood growth trajectory：a random effects regression analysis J Epidemiol 22（2）：175-178, 2012.
16) Suzuki K, Kondo N, Sato M, Tanaka T, Ando D, Yamagata Z：Gender differences in the association between maternal smoking during pregnancy and childhood growth trajectories：Multi-level analysis. Int J Obesity 35：53-59, 2011.
17) ジェームズ・J・ヘックマン（著），古草秀子（訳）：幼児教育の経済学．東洋経済新報社，2015.
18) ジェフリー・ローズ（著），曽田研二，田中平三（監訳）：予防医学のストラテジー：生活習慣病対策と健康増進．医学書院，1998.
19) Frohlich K, Potvin L：Transcending the known in public health practice：the inequality paradox：the population approach and vulnerable populations. Am J Public Health 98（2）：216-221, 2008.
20) Graham H：Tackling Inequalities in Health in England：Remedying Health Disadvantages, Narrowing Health Gaps or Reducing Health Gradients？ J Soc Policy 33（01）：115-131, 2004.
21) Heckman JJ, Masterov DV：The productivity argument for investing in young children. Review of Agricultural Economics 29（3）：446-493, 2007.

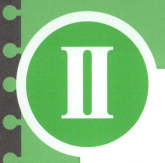

健康格差対策の進め方 5つの視点

視点1. 健康格差対策のための新しいポピュレーション・アプローチ

視点2. 「見える化」による課題共有とPDCA

視点3. 横断的・縦断的な組織連携

視点4. 健康に無関心な人にも効果的な戦略

視点5. ライフコースにわたる対策

II 健康格差対策の進め方 5つの視点

視点 1
健康格差対策のための新しいポピュレーション・アプローチ

<要約>
- 知識啓発型のポピュレーション・アプローチは健康格差を拡大させる可能性あり
- 環境改善型のポピュレーション・アプローチが大切
- 健康格差対策には「改訂版」ポピュレーション・アプローチが役立つ:「社会弱者に特化したポピュレーション・アプローチ」と「傾斜をつけたユニバーサル・アプローチ」
- 社会弱者に特化したポピュレーション・アプローチは社会弱者をターゲットとした環境改善や制度改善の取り組み
- 傾斜をつけたユニバーサル・アプローチは社会的なリスクが高いグループにほど手厚く,しかし全員に効果が期待できる取り組み

ハイリスク・アプローチの限界―「予防のパラドクス」

　ポピュレーション・アプローチの提唱者,ローズは,ハイリスクな人にのみアプローチするだけでは,リスクが少ない人々への働きかけがないため,集団全体としての効果は少ないと述べている.ハイリスク・アプローチだけでは十分な保健対策にはなりえない,という指摘だ[1]．

　少し詳しく解説しよう．図II-1は,血圧や血清脂質など,循環器疾患のリスクを抱える人の人数と,リスクの大きさの関係を示した図である．血圧などの値が上がるほど,将来心筋梗塞などを発症するリスクはどんどん増える．1人ひとりが発症する確率は上がるが,リスクを抱える人たちの数に関しては,リスクが高くなるほど少なくなる．つまり,理論上は,ハイリスクな人たちへしっかりと

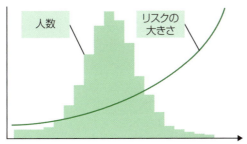

図Ⅱ-1　1人ひとりが抱えるリスクの大きさと，各レベルのリスクを抱える人の人数の関係
血圧などの値が上がるほど，将来心筋梗塞などを発症するリスクは増大する．しかし，そのようなリスクを抱える人の人数は，ハイリスクな人ほど次第に減る．

対策して，1人ひとりのリスクが実際に下がったとしても，その人数自体が少ないので集団全体のリスクの平均値はあまり下がらない．結果として発症者の割合を大きく下げることはできない．これを「予防のパラドクス」とよぶ．個人単位では成功したといえるかもしれないが，公衆衛生の目的は，集団の健康状態を平均値や割合，そしてばらつきの面で改善すること．集団単位で改善しなければ本当の成功とはいえない．

　ハイリスク者のみへ対応しても集団全体としては効果を得られないもう1つの理由に，実際にはハイリスクでない人からも多数発症しているという事実がある．図Ⅱ-2は，ローズの本で紹介されている，ある追跡研究における，脳卒中を発症した人とそうでない人の追跡当初の血圧の分布を比較したものだが，見事に山が重なっているのがわかる．脳卒中を発症した人の中には，もともと血圧が正常だった人も数多く含まれているのだ．したがって，集団全体として十分効果を上げるには，リスクが少ない人にも対策を施さなければならない．

　さらに，ハイリスク・アプローチが成功する条件を満たすのは時に難しい．ハイリスク・アプローチが成功する条件とは，

①リスクを測定でき，「ハイリスク者」を明確に定義できる
②ハイリスク者の数が対応可能な程度である（多すぎない）
③効果的な介入方法が確立している

などが考えられる．①は当然のことであるが，②と③は見落とされがちである．例えば，「メタボ」は現在，日本の中年男性の半数が該当していることが国民健康栄養調査などから指摘されているが，日本の中年男性の半分に個別指導をすることはなかなか難しいだろう．さらにMRFIT研究の結果（ BOX 参照）からも示唆されるように，ハイリスクな人の行動と健康状態を個別介入で変えるの

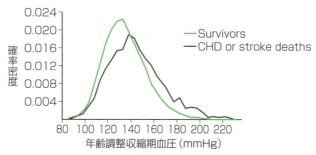

図Ⅱ-2 初回検査から18年間に冠動脈疾患または脳卒中で死亡した中年男性の収縮期血圧分布と生存者における収縮期血圧分布

〔Rose G：The Strategy of Preventive Medicine, Oxford University Press, 1992. 曽田研二, 田中平三（監訳）：予防医学のストラテジー──生活習慣病対策と健康増進, p50, 医学書院, 1998 より〕

は結構難しい．

さらに，ハイリスク・アプローチは（社会の）犠牲者へのさらなる追撃であり，差別が懸念されるという批判にも留意したい[2]．

 ハイリスク・アプローチは無効？ 米国の大規模研究の"失敗"

1972年，米国にてハイリスク者への健康教育に関する大規模な無作為化比較試験である「多重リスクへの介入研究：Multiple Risk Factor Intervention Trial (MRFIT)[*1]」が行われた．この研究では，35〜57歳の循環器疾患のリスクを抱える人々 12,866人を無作為に2群に分け，介入群には専門職による降圧剤服用指導・禁煙指導・脂質低下のための栄養指導といった包括的な行動変容支援を実施した．その結果，7年間の追跡中に，血圧や血清脂質などにおいて，対照群に対して介入群で有意な減少をみたが，主要アウトカムである死亡率は介入群と対照群でほとんど変わらなかった（図Ⅱ-3）[3]．

MRFITはなぜ"失敗"したのか？ ハイリスクな人には，そもそもハイリスクとなってしまった「より根本的」な理由があり，それを十分に踏まえずに保健指導をしたため，効果が上がらなかったのかもしれない．例えば貧困や孤立による社会ストレスである．当時の指導技術が未熟であった可能性もある．健康に無関心な人々，社会的にストレスを抱えている人々の行動様式については，近年理解が進んできている．それを踏まえたより効果的な戦略が必要だったのかもしれない[*2]．

*1 ミスター・フィットと読む．ネーミングがうまい．
*2 行動変容のモデルの説明については，本章「視点4」(p.93) を参照されたい．

視点1 健康格差対策のための新しいポピュレーション・アプローチ

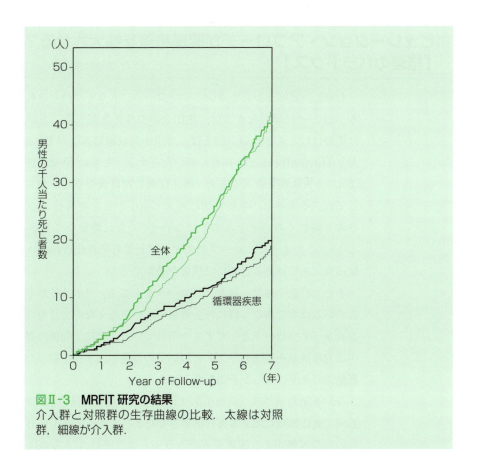

図Ⅱ-3 MRFIT研究の結果
介入群と対照群の生存曲線の比較．太線は対照群，細線が介入群．

　こういったハイリスク・アプローチへの批判をベースとしてローズが提唱したのがポピュレーション・アプローチである．図Ⅱ-4のように，集団全体のリスクを全体的に下げることをねらう．集団全体の健康リスクが丸ごと下がれば，リスクがあまり高くない群も恩恵を受けることができる．このことで集団全体として大きな「寄与的な効果」，つまり，人数面でも十分平均値や割合を改善するだけの効果が期待される．

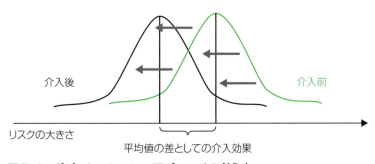

図Ⅱ-4 ポピュレーション・アプローチの考え方

II 健康格差対策の進め方 5つの視点

ポピュレーション・アプローチが健康格差を拡大させる？ ―「格差のパラドクス」

　しかし，ポピュレーション・アプローチにも気をつけなければならない点がある．図II-4に示したように，集団全体のリスクが一様に下がるなどということは実際はほとんどない．例えば，普段から収縮期血圧が180 mmHgほどのAさんと110 mmHgほどのBさんがいたとする．ともに40歳の日本人男性と想定しよう．2人に同じ介入をした（例えば同じだけ食塩摂取を減らしてもらった）としても，そもそも，生物学的に考えて血圧が正常なBさんの血圧は高血圧のAさんと同じくらい下がることはない（そんなに際限なく下がってしまっては困る！）．このように，ローズのモデルはとても単純化されているため，現実の保健活動にあてはめるときには注意が必要だ．

　また，社会全体に一様なアプローチをしても，それが「効く」人と「効かない」人がいるはずである．特に社会背景の違いを考えなくてはならない．ポピュレーション・アプローチとしてよくやられていることに，知識の普及啓発がある．街中に食塩摂取や喫煙のリスクについての啓発ポスターを貼ったり，さまざまな知識提供のキャンペーンを組むなどである．

　今，上記のAさん（高血圧あり），Bさん（健康には自信がある）がともに住む地域で食塩摂取に関する啓発活動をしたとしよう．AさんとBさん，実際にどちらの生活習慣がより改善するだろうか．高血圧のAさんのほうが危機感を感じて食塩摂取をしっかり控えるかもしれない．反対にBさんは血圧も正常なので，高血圧に関してそもそも関心がなく，あまり気に留めないかもしれない[*3]．

　ところがどうして，現実は複雑である．そもそも「生活習慣が悪いために高血圧になっている人」の中には，もともと健康への意識が低かったり，健康づくりについての知識があっても，それを行動に移せる環境が整っていなかったり，そのための能力が乏しい人が多い．特に，低所得であったり，社会的に孤立したりしている人ほど，健康づくりに関心が低いことが知られている[4]．もし高血圧のAさんもそういった社会ストレスを抱えているために高血圧になってしまっているのであれば，Aさんにはそのような啓発キャンペーンの声は届かないか，届いたとしても行動には移してくれないだろう．

　つまり，図II-5に示したように，このような「知識の啓発型」のポピュレーション・アプローチを進めると健康格差を広げてしまう可能性がある．社会的に恵まれており，健康意識も高い人たちがどんどん健康になり，反対に健康に無関

[*3] 事実筆者も，食塩摂取と高血圧のことは重々承知しているつもりであるが，今のところ血圧は正常範囲内なのをいいことにラーメンのスープは大抵飲み干してしまう．

視点1　健康格差対策のための新しいポピュレーション・アプローチ

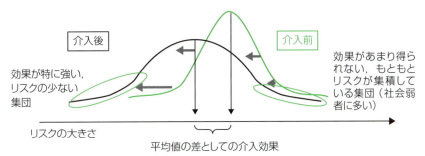

図Ⅱ-5　ポピュレーション・アプローチが健康格差を広げてしまう場合

心な人が多い社会弱者は"おいてけぼり"をくらうことになるからである[5]．これを「格差のパラドクス」という．

健康格差を縮める「改訂版」ポピュレーション・アプローチ

　そこで近年，ポピュレーション・アプローチのいわば「改訂版」がいくつか提唱されてきた．ここでは，そのうち特に重要な2つ，「社会弱者に特化したポピュレーション・アプローチ（vulnerable population approach）」と「傾斜をつけたユニバーサル・アプローチ（proportionate universalism）」を取り上げたい（表Ⅱ-1）．

表Ⅱ-1　ポピュレーション・アプローチの種類と健康格差への影響

アプローチ	特徴	具体例
ポピュレーション・アプローチ[1]	すべての人を対象として，健康リスクを全体に低下させることをねらう．知識の啓発をねらったキャンペーン式のものなど，対策によっては格差を助長する可能性がある．普遍的．	たばこ税・ソーダ税・社会保障制度全般・たばこなどの広告や販売規制・地域での受動喫煙防止（歩きたばこ禁止条例）・がん検診の啓発キャンペーン・各種健診，検診制度
社会弱者に特化したポピュレーション・アプローチ[2,6]	社会的に不利な集団を定め，それをねらいとした取り組み．対象集団か否かを決める閾値設定が難しい，差別を助長する可能性があるなどの欠点がある．選別的．	特定の地域や集団を対象とした栄養改善プログラムや雇用対策ホームレス支援，いわゆる寄せ場（日雇い労務の情報が集まるところ）があるような地域に生活支援や保健サービスを提供する施設を設置するなどセックスワーカーを対象とした性感染症検診・生活相談など
傾斜をつけたユニバーサル・アプローチ[7]	社会的に不利な状況に特定の「閾値」やそれに伴うプログラムを定めず，不利な状況が強くなるほど恩恵が次第に強くなるアプローチ．普遍的．	全家庭への新生児家庭訪問指導（全員を対象とした普遍的な対策だが，同時に家庭の社会経済状況などに応じて訪問スタッフによるケアを強化するなどの措置を講ずることが可能）

II 健康格差対策の進め方　5つの視点

社会弱者に特化したポピュレーション・アプローチ：
社会的に不利な集団の健康を底上げしよう

　社会弱者に特化したポピュレーション・アプローチは，貧困層など，社会弱者に特化した施策を展開することで，彼らの健康を底上げして，健康格差の縮小を目指すものである．

　職業や居住地など，社会背景が違えば，抱えている健康リスクも異なるし，健康に対する考え方や生活習慣も違う．そうであれば漫然と「全員」に向けた対策をしても，大きな効果は得られないかもしれない．反対に，特定の集団に特化することで，集団の特性に合ったより大きな効果が期待できる．

　社会的に不利な人々に特化したアプローチには，重要な注意点がある．まず，**特定の集団を選定することが「レッテルづけ」となってしまうこと**で，偏見や差別を助長する可能性がある[*4]．特定の集団を雇用しなかったり，学校への入学を拒否する，といった構造的差別が起きる可能性がある．またそのようなレッテルづけをされることで，自己効力感や自尊感情が損なわれる「スティグマの内面化」の問題もある．介入を開始する前に，特定の集団でそういった差別や偏見の問題が発生しないか否かやその対応策について検討するとよい[*5]．

　次に，**誰を対象とするかの線引きが難しい**点である．今，貧困層への医療費窓口無料化対策を始めるために，「貧困層」の定義を，「1人当たり年収150万円以下」と定めたとする．ここで問題になるのは，基準ギリギリの人たちの扱いだ．年収151万円の人は，対象となる150万円の人と暮らしぶりはほとんど変わらないのに，無料化の対象ではなくなってしまうといった問題が発生する．ほとんどの場合，社会的リスクが上がるにつれて徐々に不健康の度合いも大きくなるのであり，ある水準から突然健康のリスクが上がるわけではない．図II-6のように，社会リスクと健康との関係は連続的である．

　さらに，社会弱者が支援制度を受けるには，複雑な申請が必要になるが，生活が困窮して強いストレスを感じているときにそういった申請作業をするのは，メンタル的にも，認知能力的にもハードルが高く，**実効的な支援ではなくなってしまうことも懸念される**[*6]．

[*4] これはハイリスク・アプローチに対する批判と同じ．言い換えると，社会弱者に特化したポピュレーション・アプローチは「社会的なリスク」という点に焦点を当てたハイリスク・アプローチともいえる．しかし介入単位は（ハイリスクな）個人ではなく，そういう社会状況におかれた集団（ポピュレーション）である．その集団が社会全体で大きな割合を占めていれば，その集団に特化した対策だけでも，集団全体の平均値を改善するような大きな効果が期待できる．そうでなくとも，社会的に不利な立場に立たされている集団に特化した対策をする，ということ自体に，社会的正義や公正の観点で重要な意義がある．

[*5] 第3章で紹介する健康影響アセスメントなどの枠組みが有効．

[*6] 社会弱者には抑うつ状態になっている人が多く，そのような状態で複雑な生活保護の申請を行うこと自体が大変なハードルである．

視点1 健康格差対策のための新しいポピュレーション・アプローチ

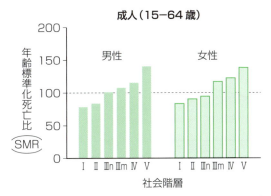

図Ⅱ-6 英国のブラック報告の成人（15〜64歳）のデータ（再掲）
■は男性，□は女性．
Ⅰ：専門職，Ⅱ：中間，Ⅲn：スキルのある非肉体労働，Ⅲm：スキルのある肉体労働，Ⅳ：限定的なスキルをもつ職業，Ⅴ：スキルのない職業．
〔Black D, Morris J, Smith C, Towinsend P：Inequalities in health：report of a Research Working Group. Department of H and Social Security, 1980 より〕

> ＜ポイント＞社会弱者に特化したポピュレーション・アプローチの注意点
> ●社会弱者にレッテルを貼り，差別を生む可能性がある
> ●支援対象とする"社会弱者"の基準選定（線引き）が難しい
> ●支援制度の手続きが困難

　線引きの難しさに対する対応策としては，何らかの既存の制度上の「基準」で線引きすることがよくある．所得であれば，生活保護の基準や，相対的貧困の基準（所得の中央値の半分以下など）で線引きをするなどである．
　個人を名指しして選別するのではなく，社会的なリスクを抱えている人がたくさん住んでいる地域全体を選ぶなども行われている．ドヤ街での結核対策，繁華街でのセックスワーカーを対象としたSTD検診や健康相談，在日外国人が多く居住する地域での外国語での保健サービス，独居高齢者が多く住む「ニュータウン（オールドニュータウン）」での高齢者の閉じこもり対策などである．
　差別を助長しかねない，申請のハードルが高い，という課題に関しては，表向き，そういった社会弱者への「特別支援」であることがわかりにくくするような配慮が求められる．そして，次に挙げる「傾斜をつけたユニバーサル・アプローチ」にすることでも解決できる．

II 健康格差対策の進め方 5つの視点

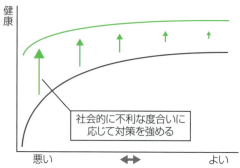

図II-7 傾斜をつけたユニバーサル・アプローチの考え方

傾斜をつけたユニバーサル・アプローチ

　傾斜をつけたユニバーサル・アプローチは，社会的な立場の弱さに比例して対策を強化しつつも，集団全体に恩恵がいきわたるような「普遍性」を備えている必要がある，とする考え方だ（図II-7）[8]．ぜい弱なポピュレーションに特化したアプローチが特定の集団を選別する「**選別的**（selective）」な考え方であるのに対して，傾斜をつけたユニバーサル・アプローチは，文字通り全員を対象にする**普遍的**（universal）な考え方である．全員が対象なのだから，線引きは不要，特定の人々へのレッテルもつかない．そして難しい手続きも不要である．

　普遍性＝全員が対象，という点は社会保障の観点からも重要だ．今は豊かな生活を送っている人でも，いつ，どんなきっかけで生活が一変するかわからない．誰もが恩恵を受けられるようなユニバーサルな健康の維持増進の対策がとられていることは，すべての人々にとって「転ばぬ先の杖」のような安心と保障を与えることになる．

　もう1つの特徴は，対策の強さを「**傾斜的**」にする，という点である．つまり，社会的に不利な集団ほど対策を強めたり，不利な度合いに応じて追加的な対策を講ずることで，健康格差の是正をねらう．

視点1　健康格差対策のための新しいポピュレーション・アプローチ

> **＜具体例＞新生児訪問事業**
>
> 傾斜をつけたポピュレーション・アプローチの具体例としては，全国の市区町村で実施されている新生児訪問プログラムがわかりやすいだろう．自治体内で生まれたすべての子どもの家庭を訪問し，必要な支援を提供するという，ユニバーサルな事業である．しかし，その支援の量や質を，対象とする世帯の社会的リスクに応じて変えることができる．働きながら子育てをしているひとり親世帯など，社会的に不利な度合いが高いと考えられる場合には，訪問回数を増やしたり，より手厚い保育サービスを提供するといったアレンジをすることで，健康格差の縮小をねらえる．

●引用・参考文献

1) ジェフリー・ローズ（著），曽田研二，田中平三（監訳）：予防医学のストラテジー：生活習慣病対策と健康増進，医学書院，1998．
2) Frohlich K, Potvin L：Transcending the known in public health practice：the inequality paradox：the population approach and vulnerable populations. Am J Public Health 98（2）：216-221, 2008.
3) Multiple risk factor intervention trial. Risk factor changes and mortality results. Multiple Risk Factor Intervention Trial Research Group. JAMA 248（12）：1465-1477, 1982.
4) Kagamimori S, Gaina A, Nasermoaddeli A：Socioeconomic status and health in the Japanese population. Soc Sci Med 68（12）：2152-2160, 2009.
5) 福田吉治：ポピュレーションアプローチは健康格差を拡大させる？ vulnerable population approach の提言．日本衛生学雑誌 63（4）：735-738，2008．
6) Graham H：Tackling Inequalities in Health in England：Remedying Health Disadvantages, Narrowing Health Gaps or Reducing Health Gradients? J Soc Policy 33（01）：115-131, 2004.
7) Marmot M, Allen J, Goldblatt P, Boyce T, McNeish D, Grady M, et al：Fair Society, Healthy Lives：The Marmot Review, strategic review of health inequalities in england post-2010.
8) 近藤克則，近藤尚己，稲葉陽二，尾島俊之，金光淳，村上慎司：健康格差対策の7原則 第1.1版（2015年），医療科学研究所，2015．
http://www.iken.org/project/sdh/project2014.html

II 健康格差対策の進め方 5つの視点

視点2 「見える化」による課題共有とPDCA

<要約>
- 見える化は課題共有・対策の優先順位づけ・マネジメントに必要
- 優先順位をつけて選択と集中，事業をスリムに
- 個人情報の保護をしつつ，業務上のデータは最大限に活用しよう
- 健康格差対策にも明確な数値目標を

　健康格差を「見える化」すること，つまり，地域や所得など，社会背景ごとの健康指標の違いを，客観的なデータを用いて明らかにしてわかりやすい形で表現することは，健康格差対策の第一歩である．ここでは，健康格差の見える化の必要性，データの入手法，そして目標設定の方法について解説する．

「見える化」はなぜ必要？

　健康格差対策の見える化が必要な理由は3つある．
- 対策にかかわるさまざまな人材や組織同士の課題共有に必要
- 対策の優先順位づけに必要（重点対象地区や優先すべき課題の選定）
- 対策のマネジメント：計画の立案と評価に必要（数値目標の設定と達成度管理）

課題共有のための「見える化」

　衣食住に事欠くような絶対的貧困が大きな問題であった時代と違って，現在の健康課題は複雑多岐にわたる．課題の多様化に対応すべく，行政機関も機能分化が進んでいて横の連携がとりづらい．
　とはいえ，生活環境にアプローチするためにもさまざまな部署と連携しなけれ

ばならない．その際，前述のように「健康至上主義」に陥らないよう，互いにwin-winとなる落としどころを見つけることも大切だ．そのように皆が納得するような連携を進めたいときに役立つのが，客観的なデータを使った課題の「見える化」である．

あなたは母子保健課所属の栄養士だとする．自治体内の小学校で調査をしてみると，朝食欠食が極端に多い学校が見つかった．低賃金で働く外国人の人たちが多い，"あの"地区の公立小学校だ．朝ごはんが出ない家の子たちを何とかしなければならない．でも母子保健課でできることは限られている…そうだ，福祉課が外国人向けの支援を行っているNPOと連携してると聞いたことがある．相談してみよう！

例えばこんなとき，データがあると便利だ．福祉課に相談をもち掛けるときに，手ぶらで訪問して「子どもの朝食欠食が問題みたいなんです」と訴えても説得力がない．調査結果を携えて「聞いてください．調査をしたところ，A小学校があるA地区の朝食欠食がほかより10％も多いんですよ．ほら，外国の人が多い，あの地区です」「朝食欠食は栄養の問題もあるし，成績にも関係するんです．何とか対策したいんです！」「おたくの課で，たしかA地区で活動している"〇〇子ども食堂"っていうNPOの件を扱っていましたよね？　一緒に何かできないかと思うんですが…」このように話しかけながら調査結果のデータを見せたなら，福祉課の関心も引き出せるだろう．

うまくいけば，福祉課の人から「なるほど，おたくの課でそんな調査をやられていたのですね．実は私たちも朝ごはんの件は気になっていまして…先日，そのNPOと相談したんです．学校が始まる前に立ち寄れる簡単な子ども食堂ができないか，といった意見も出たんですよ」なんて言葉が出てくるかもしれない．こうなれば連携はかなり現実的になってくる．

住民組織との課題共有でも見える化は威力を発揮する．住民たちと一緒に，わが町の健康課題を共有することで，さまざまな協力体制が生まれる可能性がある．

健康格差対策の進め方　5つの視点

＜事例＞熊本県御船町：見える化したデータで部署間をつなぐ「地域包括ケア会議」

　見える化したデータが部署間の垣根を超えた幅広い連携を生み，数々の補助金の獲得や新しい住民組織の立ち上げなど，地域の活性化と介護予防活動に大いに役立った事例を1つ紹介しよう．

　熊本県の御船町は，熊本市の南側に位置する人口18,000人ほどの小さな町だ[*1]．高齢者の割合は28％と高く，少子高齢化が課題である．町の中心は河川沿いの平坦地にあるが，周りを急峻な山に囲まれた山間部の集落の少子高齢化が著しい．

　御船町は，高齢者保健活動をかなり頑張ってきた．住民主体のサロン活動や2次予防事業「元気が出る学校」などである．高齢者数約5,000人に対して，介護予防のための市民ボランティアも300名を超えている．それでも，新規要介護認定者割合が2009（平成21）年頃から上昇傾向に転じ，介護保険係や地域包括支援センターの職員は危機感を感じていた．「こんなに頑張っているのに…」と担当の保健師たちは思い悩み，その対応策を練るべく，筆者がかかわるようになった．

　まず実施したのは，「見える化」だ．御船町に，第6次介護保険事業計画を立案するための調査として，全国30自治体とともに実施している日本老年学的評価研究（JAGES）へ参加してもらった．御船町では，無作為抽出した65歳以上の要介護認定を受けていない高齢者2,000人を対象として実施した（2013年秋に実施．有効回答71.6％）．

　調査結果を，まずは地域包括支援センター，介護保険係，そして私たち研究チームで検討したところ，後述するようなさまざまな課題が「見えた」．これをもとに，まちづくりによる介護予防を，より幅広い連携で進めよう，と意見が一致し，役場内で少子高齢化にかかわる案件を抱えている部署によびかけて連携会議を開くことになった[*2]．

　かくして，町直営の地域包括支援センターが旗振り役となって，「地域包括ケア会議」が始まった．町長から号令をかけてもらい，少子高齢化の課題に特に関係がありそうな部署の職員を1名ずつよび，初年度は3回の会議を開催した（表Ⅱ-2）．

　第1回会議は参加者17名．防災担当から税務担当まで，一見関係なさそ

[*1] 日本固有の恐竜の歯の化石が見つかり「ミフネリュウ」と名付けられたことで，恐竜ファン・化石ファンに知られている．
[*2] 「少子高齢化にかかわっている部署」…はっきり言って，全部である．町全体が少子高齢化の問題を抱えているのだから，どの課も何かしら関連する課題を抱えている．

表Ⅱ-2 御船町での地域診断データを活用した健康格差対策の経緯

時期	概　要
2013年度	
2013.10.	JAGES調査：町内10地区別に集計
2013.11.-2014.3	地域包括ケア推進会議3回開催（参加部署：防災・環境・教育・建設・企画振興・農林企画・観光交流推進・税務・国民保険・介護保険・健康推進・社会福祉・地域包括支援センター・社協）地域診断グループワークで各課の事業と高齢化関連の課題共有
2014年度	地域包括ケア推進会議定例化（年8回開催）：優先課題「閉じこもり」と判断
2015.1	小地域間比較データより，中山間地「水越地区」での多部門連携による社会参加促進事業を決定 熊本県の補助金を獲得　水越地区の住民組織と協議開始
2015.2	第6次介護保険事業計画に閉じこもりの地域間格差対策の長期計画を盛り込む
2015.4以降の予定	水越地区モデル事業の本格化と他地域展開 民間組織を含めた協議体設置

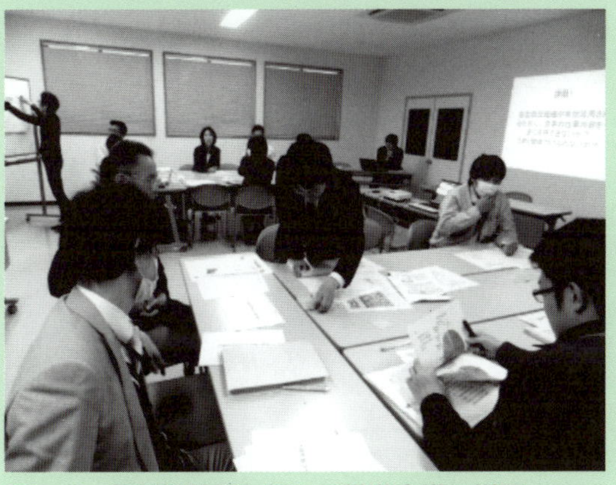

図Ⅱ-8　御船町地域包括ケア推進会議の様子

うな担当者も来てくれた．会議ではまず調査の結果概要を示したのち，グループワークを行った（図Ⅱ-8）．

「健康」「介護」という言葉をできるだけ出さないことを心がけた．健康至上主義にならないよう，「上から目線」をやめて，各課の悩みをまずは紹介しあい，公平な立場で皆で考える，というスタンスを守った．第1回の内容は以下の2つ．

第1回会議のテーマ（一部の部署にかたよらないように公平な目線での意見交換を進めた）
1) 高齢化に関する各課の事業内容と課題
2) 高齢者の社会参加機会を増やすために各課にできること

II 健康格差対策の進め方 5つの視点

表II-3 JAGES指標（一部）の地区別塗り分け表の抜粋（年齢調整割合）

		A地区	B地区	C地区	…	J地区	最大	最小	差	比
検診を受けていない人の割合（過去1年）	男性	32.6%	37.9%	26.6%	…	21.2%	37.9%	21.2%	17%	1.78
	女性	29.5%	29.8%	14.9%	…	24.8%	34.7%	14.9%	20%	2.34
1日の平均歩行時間30分以上	男性	72.0%	63.5%	66.3%	…	70.0%	79.3%	63.5%	16%	1.25
	女性	73.5%	72.1%	79.2%	…	79.5%	81.1%	61.6%	19%	1.32

指標の良し悪しを，エクセルのセルの色つけ機能を使って塗り分けて一目でわかるように「見える化」した．

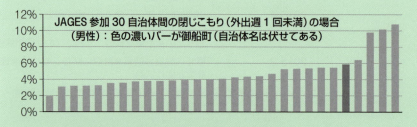

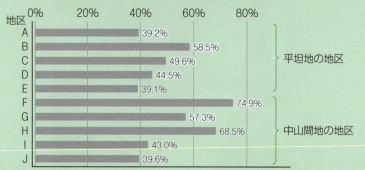

図II-9 閉じこもり割合の地域間比較（御船町）

　第1回の会議では，各参加者に日頃の悩みや不安を存分に吐き出してもらったことで，2回目以降の参加意欲を高めることができた．

　第2回では，JAGES調査の結果に基づく「地域診断書」をもとに，「御船町の課題」と称したグループワークを行った．地域診断書の一部を表II-3，図II-9に提示する．JAGES調査に参加した自治体間の比較データに加え，御船町内10地区ごとに健康や暮らしぶりに関する指標を提示して，その地域差の数値なども示した．ワークはとても盛り上がった．同様のワークはその後何度か実施され，その中でクリアになってきたことは次の点であった．

　①御船町は，ほかの自治体に比べて住民同士の信頼が高く社会参加も多い．健康状態も申し分ない．

②例外が「閉じこもりが多い」であった．
③閉じこもりについて，町内の地域格差を見てみたところ，中山間地に多かった．
④一方，中山間地は平坦地に比べると社会参加も人のつながりもとても強いという側面もあった．

では，なぜ，人のつながりの多い中山間地で閉じこもりが多く発生するのだろう？

これについては，「おそらく，中山間地には既存の集いの場やサロンや自治組織などがたくさんあるが，そういった既存のグループに参加していない一部の人が閉じこもっているのではないか」という意見が出た．そこから，「閉じこもり予防には，これまでにはない新しい形のつながりづくりが必要ではないか」という意見も出た．

このように，御船町で実施した多職種連携のための「地域包括ケア推進会議」は，見える化したデータを活用することにより，「中山間地の閉じこもり対策が大切」という課題を部署間で共有することに成功した（御船町の事例は今後も続く）．

＜事例＞長崎県松浦市：見える化データが住民の主体的活動の起爆剤に

同じくJAGESの調査対象自治体として参画している長崎県松浦市には，データの活用が新しい住民主体の取り組みへつながった好事例がある．

松浦市では2013（平成25）年のJAGES調査の結果，市内の調川(つきのかわ)地区に課題が集積していることがわかった．市では，調査結果データをもとにさらにわかりやすい住民向けの資料を作成した（図Ⅱ-10）．その資料を携えて保健師が市内7地区で「地域診断報告会・意見交換会」を開催．データをもとに，地区の10年後について考える話し合いを行い（図Ⅱ-11），ボランティアのさらなる募集，集いの場や移動販売の普及に取り組むことなどで意見が一致した．そうして始まったのが隔週で実施されている「お寄りまっせ」という新しい住民主体の集いの場の取り組みである[1]．

II 健康格差対策の進め方 5つの視点

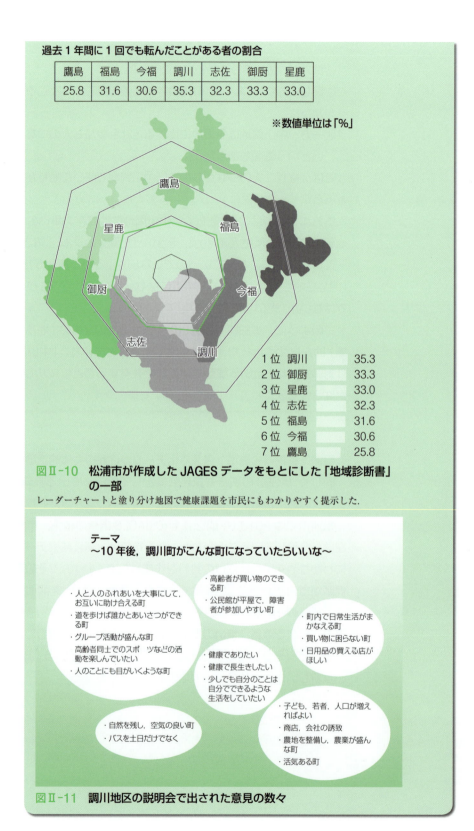

図II-10 松浦市が作成したJAGESデータをもとにした「地域診断書」の一部
レーダーチャートと塗り分け地図で健康課題を市民にもわかりやすく提示した.

図II-11 調川地区の説明会で出された意見の数々

健康格差対策の優先順位づけのための「見える化」

　公的機関には「公平性」が求められる．「どの地域にも・どの課題にも公平に」との考えから，ともすれば，すべての地区や課題に対しまんべんなく予算を配分してしまいがちである．しかし，やみくもにまんべんなく予算や資源の配分をするほうがむしろ「不公正」となる場合もあるだろう．保健対策のニーズは場所によって違う．社会的に不利で不健康にあえぐ人たちが多い地区のほうがニーズが高い．そういった状況に気づかずに，実際のニーズの大きさと無関係に資源配分することは"正しい"ことだろうか？　健康格差対策が重視されている今こそ，地域ごと・グループごとのニーズの違いを把握して，ニーズが高いグループに優先的にコストをかけるべきではないだろうか．

　優先すべき**課題**も選ぶ必要がある．現在の保健課題は多岐にわたる．課題の中には，重要な，あるいは緊急な課題と，そうでもない課題があるはずだ．健康格差の観点でいえば，格差が大きな課題を優先すべきである．

　優先順位をつけるには，ニーズの大きさを数字で示すこと，すなわちニーズの「見える化」が求められる．例えば，予算を傾斜配分するには，上司を説得する必要がある．そのとき，見える化したデータが根拠として大いに役立つだろう．「あの地区は問題のある人が多いので，予算を重点配分したい」「その地区に特化したモデル事業を展開したい」と考えたとしよう．そんなときはまずデータを用いて，客観的にもそういえるのかを確認しよう．その結果，やはり自分の判断は正しいと思えたならば，そのデータを使って企画書を書こう．

II　健康格差対策の進め方　5つの視点

> **＜事例＞熊本県御船町：見える化したデータを使った優先順位づけ**
>
> 　先に事例として取り上げた御船町では，その後の 2014（平成 26）年度には部署間連携をねらいとした地域包括ケア推進会議が年 8 回定例的に開催されるようになった（表Ⅱ-2, p.53）．毎回，2，3 部署から「その部署が取り組んでいる高齢化に関連する施策」「関連する悩み事」について報告してもらい，フロア全体で「部署間連携で解決するアイデア」出しをする，というセッションを繰り返した．時には自分の部署とはあまり関係ないテーマもあるが，そこは，集まりを繰り返すことで得た信頼関係がモノをいう（多少のことはお互いにがまんする規範が生まれたように見受けられた）．
>
> 　さて，地域包括支援センター介護保険係では，この連携会議の場と各部署からの協力を得て，取り組みの優先順位づけを行った．地域診断データを用いたワークショップを繰り返し行い，最終的に最優先課題として「閉じこもり対策」を選定したのである．町内の 10 地区間の比較データから，過疎化が著しい中山間地と，まちの中心である平坦地との閉じこもりの格差が大きいことが皆で確認されたことを受けて，閉じこもりの地域間格差の是正を選ぶことができた．

健康格差対策のマネジメント：計画の立案と評価のための「見える化」

　数値で評価して対策を PDCA でマネジメントしよう，というのは目新しいことではない．「健康日本 21（第 1 次）」が採用した要素であり，「健康日本 21（第 2 次）」でも踏襲されている．

　とりわけ健康格差対策は，さまざまな部署や組織や住民を巻き込みながらチームで進める必要がある．多様な利害関係者を巻き込んで進める事業ほど，進むべき方向性を見失わないように，目標設定と評価・改善のプロセスをいっそう明確にすることが求められる（図Ⅱ-12）．

視点2 「見える化」による課題共有とPDCA

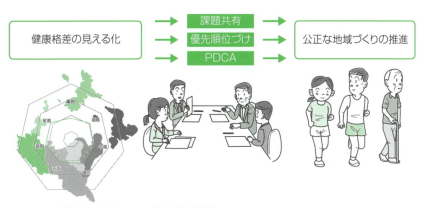

図Ⅱ-12 「見える化」による健康格差対策

> **＜事例＞御船町の閉じこもり格差対策のPDCA：短期・中期・長期の目標設定と，客観指標によるマネジメント計画が完成**
>
> 　御船町が閉じこもりの地域格差を優先課題とした根拠は，閉じこもり高齢者割合（年齢調整済み）が，平坦地（6.1％）に比べて中山間地（11.1％）で高いことだった．一方，所得水準による閉じこもり割合の格差を観察したところ，中山間地と平坦地の間の地域格差と強く相関することがわかった．つまり，所得が低い中山間地に閉じこもりの高齢者が集まっていることがわかった．このことから，閉じこもりの所得間格差の是正にも，平坦地と中山間地との格差の是正が有効であると考えられた．
>
> 　これらの考察から，第6次介護保険事業計画に閉じこもりの地域格差対策の数値目標が盛り込まれた．3年ごとに，3期にわたり徐々に格差を是正していく形となった（表Ⅱ-4）．
>
> 表Ⅱ-4　御船町の第6次介護保険事業計画における閉じこもりの地域間格差対策の目標値
>
> | | 平坦部 | 中山間部 | 地域差（中山間－平坦） |
> |---|---|---|---|
> | 現状 | 6.1％ | 11.1％ | 5.0％ |
> | 第6期 | 6.0％ | 10.1％ | 4.1％ |
> | 第7期 | 5.5％ | 9.0％ | 3.5％ |
> | 第8期 | 5.0％ | 8.0％ | 3.0％ |

II 健康格差対策の進め方 5つの視点

> ### BOX 健康格差対策も従来通りの活動モデルで OK
>
> 　保健活動向けのマネジメント・モデルには複数あり，各自治体や組織で伝統的に使ってきたものがあるだろう．PRECEDE-PROCEED モデル[2]や地域づくり型保健活動のモデル[3]などがよく使われていると思う．ほかにもプログラム評価のためのいくつかのモデルがある[4]．いずれも健康格差対策にそのまま使える．
> 　どのモデルにも，見える化が不可欠であることはご存知のとおり．従来の計画に，「健康格差」の視点と，関連する評価項目や対策計画を追加すればよい．

優先順位づけの方法

　見える化したあとは，対策すべき課題や対象とするグループに優先順位をつけよう．健康課題は山とある．課題に優先順位をつけて効率よく対策したい．また，優先度の高い地域やグループに的を絞ったほうが限られた予算や資源を集中して使うことができる．

　優先順位のつけ方にはさまざまな考え方があるが，ここでは，筆者の経験上，多くの自治体に当てはめられると思われるアプローチを紹介する．

優先する健康課題の選定

＜手順＞
① 全国や周囲の自治体と比較して，特に成績がよくない指標を1つないし複数選ぶ
② その項目がどの程度重要な健康課題かを総合的に検討して絞り込む

　まず，全国の自治体の平均値や，国などが掲げている目標値と比較して自身の地域の値がよくない健康課題をいくつか選ぶ．比較するのは，同じ都道府県内とか医療圏内などでもよいだろう．

　次に，選ばれた複数の指標を「どれだけ重要な指標か」「介入することで十分効果が得られそうか」「よい介入手段をつくれそうか」といった視点から吟味したうえで，最終的に取り組むべき課題を絞り込む．指標の値が悪く優先度が高いと思われるものでも，うまい介入手段が思い浮かばないなどアプローチが難しければやめたほうがよい場合もある[*3]．

＊3 「介入への反応性」は指標づくりの際のポイントでもある．そもそも対策が難しすぎるものは指標として不適切．

> **＜事例＞御船町が「閉じこもり対策」を選んだ理由**
>
> 　熊本県御船町では，あらゆる指標についてまず JAGES 調査に参加している 30 自治体と比較してみた．その結果，「抑うつ」と「閉じこもり」の割合が他の自治体に比べて比較的高かった．そこで地域包括ケア推進会議（部署間連携会議）などを活用してこの 2 つについて詳しく吟味した．その結果，閉じこもり対策は，現在町が力を入れている高齢者の社会参加の推進とも関連が強く，住民組織と検討するにもよいテーマであること，そういったアプローチは同町の得意分野であること，意欲をもって参加してくれそうな地域人材も豊富であること，抑うつ対策としても閉じこもり対策は有効であることなどの理由から，「閉じこもり対策」を最優先課題として決定した．

優先する集団の選定

　優先して取り組む課題が決定したら，次にその課題への対策において特に力を入れる集団を選ぼう．この作業は，健康格差対策にとって重要である．「社会弱者に特化したポピュレーション・アプローチ」においては，健康の「底上げ」を施す対象集団となるし，「傾斜をつけたユニバーサル・アプローチ」においても，より力を入れるべき集団として把握しておく必要がある．

＜手順＞

① 選んだ指標について，集団ごとに評価する（小地域ごとや，所得階層ごと，外国人と日本人別など）．

② 「指標の悪さ（＝ニーズの大きさ）」と，「利用できる資源の量」とのバランスで候補を絞り込む．ニーズと資源のバランスについては，2 通りの考え方ができる．
- ニーズは大きいのに資源が少ないことを問題とする場合：ニーズが大きいのに，資源が乏しかったり，これまでの介入の量が不足しているのであるから，不足している資源や介入を強化するようなアプローチをとる．
- 資源も介入も豊富であるにもかかわらずニーズが高いことを問題とする場合：これは豊富な資源や介入が十分に生かされていない，あるいは，介入が的外れになっている可能性がある．こう考える場合は資源が生かされていない原因を探って新たな対処法を見出すようなアプローチになる．

③ うまく介入できる手段や環境が整っているか，市民が納得してくれる課題か，介入により十分成果が見込めるか，といった補足的な視点を追加して，最終的に集団の優先度を決める．新しい事業を始めるには結構時間がかかる．これまでの何らかの取り組みによりすでに関連団体や住民組織との連携

II 健康格差対策の進め方 5つの視点

がとられているような地域では対策にとり掛かりやすい[*4].

そのほかにも，担当スタッフの力量やマンパワー，他部署との兼ね合いなど，現場では数値化しづらいが考えるべきことは多々あるだろう．以下の「視点」を参考に，うまくバランスをとって進めよう．

> **＜ポイント＞優先する集団選定の視点**
>
> **主な視点**
> ① ニーズの大きさ
> ② 資源や現在の介入の質と量
>
> **補足的な視点**
> ③ 介入手段や下準備が整っているか
> ④ 介入により改善が見込まれるか
> ⑤ （社会的に）受け入れられやすいか

> **＜事例＞御船町が中山間地を優先地域と選んだ理由**
>
> 「閉じこもり対策」を優先課題とした御船町では，その後特に「中山間地」にターゲットを絞ることを決定した．なぜなら，図Ⅱ-9（p.54）で示されたように，閉じこもり者の割合が中山間地で多く，ニーズが大きかったからである．次に現在までの介入状況や資源について検討した結果，平坦地よりも中山間地は社会参加の機会は多く，人のつながりも濃密であるため資源が豊富であると考えられた．にもかかわらず，閉じこもりの人が多いのは，おそらくこれまでのやり方（既存の自治組織の集まりやサロン活動）では今閉じこもっている人たちが地域に出にくいからではないか，と考えた．そこでこれまでとは方法を変え，全町一律の対策ではなく，優先課題と重点対象地域を設定して取り組みを行うことに決定した．具体的には，地域包括支援センターが獲得した熊本県からの「中山間地域等在宅サービス提供体制モデルづくり事業」の補助金を使い，住民による配食・会食サービスを合わせた新しい集いの場づくりを進めるという形で，中山間地で閉じこもり対策を優先的に進めることにした．中山間地では，以前より県からの別の補助金を活用して企画財政課地域振興係が活性化事業を進めていたため，住民の意識が高まっていた．意識が高い住民たちがいたことも，その地域を選ぶ要因の1つとなった．

[*4] 関連団体や住民組織の連携は「視点3」で取り上げる「ソーシャル・キャピタル」の重要な機能の1つ．

> **＜事例＞子どものう歯の地域格差対策における優先地域の選定（仮想の事例）**
>
> 貧困世帯の子どもほど口腔内の衛生状況がよくないことが知られている．ある自治体で，市内平均に比べて公営住宅が多く平均所得が低いA地区の小学生のう歯の割合が際立って高いことがわかった．現在同自治体では，小学校での定期歯科検診とフッ素塗布事業を進めている．ところが，A地区では，検診で治療が必要とわかっても歯科受診しない子どもが周囲よりも多かった．つまり，A地区の子どもたちは，**介入のニーズは大きい一方で，これまでの介入法に問題がある可能性**が見出された．これまでのやり方では，検診が受診につながっていないのである．
>
> そこで，歯科検診後にしっかりと受診につながるように新しい支援を始めることにした．A地区での歯科受診無料クーポンの配布と，共働きの家庭向けの児童の受診サポートの提案が出た．
>
> 実際には，A地区だけでそのような追加のサービスを行うことは，市民の理解を得られないし，A地区の住民への差別を助長することにもなりかねない．そこで，これらのサービスは市全域で実施することに決まった．

健康格差是正の目標設定法

　数値目標は，具体的で，測定可能で，取り組みによって改善可能なものがよい．健康格差の目標設定には，2つのアプローチが考えられる．

1 底上げ型

　「社会弱者に特化したポピュレーション・アプローチ」に基づき，地理的・社会的に不利なグループの健康指標の底上げを目指す場合の目標設定である．例えば，

　「低所得者の糖尿病有病割合を○○％低下させる」

　「平均所得が低いX・Y・Zの3地区の喫煙割合を5年間で現在の市平均値（30％）にまで底上げする」

　といった設定法だ．

2 全体型

　集団全体の格差縮小目標を設定する．

　絶対指標なら「地区間の受診割合差を最大20％未満にする」

　相対指標なら「地区間の受診割合比を1.5倍未満にする」

　などと設定する（絶対指標・相対指標については第3章で詳しく扱う）．

II 健康格差対策の進め方　5つの視点

> **＜事例＞健診受診の地域格差是正に向けた短・中・長期の数値目標設定（仮想事例）**
>
> 　G町では，周りの市町と比べて健診受診割合が低いことがわかった．そこで，向こう5年間の重点課題として健診受診割合の増加を掲げた．G町内の地域間格差を評価すべく，小地区別の健診受診割合を評価したところ，表II-5のように，地区によって22％から60％まで大きな差があることがわかった．さらに，商業地域と農村地域で開きがあり，商業地域の受診割合は平均55％であったのに対し農村地域の平均は25％しかなかった．商業地域と農村地域の差は30％，比で見ると2倍強の格差である．そこで，商業地域と農村地域の格差を縮小することを目指し，数値目標を定めることにした．
>
> **表II-5　健診受診割合の市内地域格差に関する地域診断結果**
>
> | 地区 | 区分 | 健診受診割合 |
> |---|---|---|
> | A地区 | 商業地域 | 60％ |
> | B地区 | 商業地域 | 55％ |
> | C地区 | 商業地域 | 50％ |
> | D地区 | 農村地域 | 27％ |
> | E地区 | 農村地域 | 25％ |
> | F地区 | 農村地域 | 22％ |
>
> 　「底上げ型」の目標値としては，「農村3地域D・E・Fそれぞれの受診割合を年間2％ずつ，5年間で10％引き上げる」といった目標が立てられる．また，これを達成するためのプロセス指標としては，健診へのアクセス改善に向けて「農村地域の健診会場を1年で〇〇個増やす」といった目標が考えられる．
>
> 　「全体型」の目標値としては，「地区間の受診割合の差を20％未満に」「地区間の受診割合の比を1.5未満に」といったものが考えられる．商業地域（A・B・C）と農村地域（D・E・F）に分けて，2群間の差や比の達成目標を定めてもいい．プロセス指標であれば，アクセスの確保の指標として，商業3地区と農村3地区間の「健診会場まで30分以上かかる世帯の割合」について地区間の格差の改善目標を立てるのもいいだろう．

健康格差の見える化に使うデータの入手法

　見える化するにはまずデータが必要となる．どんなデータを，どうやって手に入れたらよいだろう．ポイントをまとめると，次のようになる．

> **<ポイント>健康格差の見える化するのためのデータ入手法**
> ① 手持ちの業務データを最大限活用
> ② すでに計画されている調査に必要な項目を追加
> ③ 公的統計を2次利用
> ④ 健康格差対策のための独自調査を行う
> ⑤ 行政内外の部署や機関との連携によりデータ入手

1 手持ちの業務データを最大限活用

　手持ちのデータは活用しつくしたい．灯台下暗し，十分活用されずに眠っているデータは結構近くに転がっているものだ．例えば，ルーチンでとっている衛生統計を自治体内の小地域別に比較するだけで地域間の健康格差を評価できる．それを健康指標の程度によって色を変えた「塗り分け図」にするだけで地域の状況がとてもわかりやすく見える．

　意外に活用されていないのが事業計画のために実施したアンケート調査の個票データだ．母子保健事業計画や介護保険事業計画など，保健サービスのニーズや資源の現状把握をするために実施した調査データも立派な住民の財産である．とことんまで活用していただきたい．

　健康格差の視点でこれまで実施した調査のアンケート用紙をあらためて見てみると，「お宝」が眠っていることに気づくかもしれない．例えば職種・婚姻状況・暮らしぶり（主観的な経済状況）・国籍など個人の社会背景として押さえておくべき重要な情報が入っていないだろうか．今一度見直してみよう．

　健康保険や介護保険関連の業務データはまさに宝の山だ．例えば介護保険のデータベースには，保険料区分のデータがある．所得に応じて介護保険料が通常5段階に区分されている．これを所得情報の代用変数として活用できる．被保険者番号でその他のデータベースと個人単位でリンケージすることで，所得が異なる人々の医療・介護のサービス利用の違いや，実際の要介護認定率や死亡率の所得間格差を評価できる．第Ⅰ章1節の図Ⅰ-2（p.6）はまさにこれらのデータを活用して得られたものだ．

　データヘルス計画など，既存の医療サービスのデータを活用する動きが活発化している．医療保険のレセプトデータは，医療アクセス格差などを評価するのに役立つ．健康格差対策においても今後のさらなる活用が期待される[5]．

2 すでに計画されている調査に必要な項目を追加

　既存のデータにほしい項目がなければ，これから計画している調査に項目を追

II 健康格差対策の進め方 5つの視点

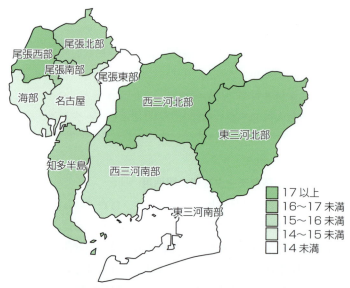

図Ⅱ-13 人口動態統計の2次利用により作成した自殺の2次医療圏格差の塗り分け図
〔あいち自殺対策地域白書作成委員会 編:あいち自殺対策地域白書〜地域力強化をめざして,p.19, 愛知県健康福祉部障害福祉課こころの健康推進室,2010 より〕

加することを考えよう．真新しい調査を行うより安価である．例えば,所得や学歴,職業や就労状況,暮らしぶりについての主観的な評価などの項目を入れると,データの活用の幅がぐっと広がる．これら社会背景についての質問項目例をウェブサイトに例示したので活用してほしい(資料編,p.171).

3 公的統計を2次利用する

統計法が改定され,厚生労働省をはじめとした政府機関が実施している公的統計データの2次利用のハードルがずいぶんと下がった．これら統計の個票の2次利用は公的な目的であれば可能である．2次利用申請をすることで,人口動態統計や国民生活基礎調査,国民健康・栄養調査など,健康格差の評価に活用できるデータを使える．図Ⅱ-13は愛知県が行った人口動態統計などの個票(死亡表)の2次利用による自殺の地域間格差の塗り分け図である[6]．公的データを活用することで,自殺対策の重点地区を選定するなどの戦略を立てるのにとても有用な情報が得られる．

4 健康格差対策のための独自調査を行う

健康格差対策に特化した独自調査を行うべきときもあるだろう．独自調査を行

うメリットは，妥当性・信頼性の高い正確な情報をとるために，デザインの段階からつくり込めるという点だ．確かに，信頼できる業務統計のデータを使えば，正確な数値を得ることができる．また診療報酬に関するデータベースのように精緻で大規模なデータの利用可能性もどんどん広がっている．一方で，それらの業務データは，もともと自分が知りたい調査をするためにデザインされたものではないため，妥当な評価をしにくい場合もある．その点，独自の調査は有利である．

ただしそのための時間や費用，マンパワーは覚悟する必要がある．独自の調査をする際のもう1つの難しさは，社会的に不利な人々ほど調査への未回答が多くなる傾向である．最も知りたい人たちの情報が得られにくい場合もある．

5 行政内外の部署や機関との連携によりデータ入手

今のところ，行政内の各部署が収集・管理しているデータベースを別部署が用いるのは個人情報保護条例などの関係でハードルが高い．申請をすれば基本的には活用可能な場合が多いようだが，申請にはさまざまな調整や準備が必要である．とはいえ，**異なる部署同士のデータを個人識別番号でリンケージできると，単一のデータベースでは絶対に見えないものが見えてくる**．これも健康格差対策のための部署間連携の1つのあり方だろう．

例えば，ある町の保健スタッフが，健診未受診の人々の社会背景を把握して，よりターゲットを絞った戦略（社会弱者に特化したポピュレーション・アプローチ）を立てようとしているとする．特に，在日外国人の受診率の低さが気になっている．雇用状況の違いや言語の問題などもありそうだ．この場合，国籍・所得・職業・雇用形態といったデータと，自分たちが集めた健診受診に関する個人データをリンケージするといろいろ見えてくる．

"ビッグデータ"ブームの到来で，関連する制度もかなりのスピードで変化しており，今後も目が離せない．ただし，**住民から集められたデータは住民の財産**という意識は常にもっていたい．規制は遵守しつつ，住民の健康と福利厚生の向上のために積極的にデータを活用しよう．

「わかりやすい」データの見せ方

せっかく計算した健康格差指標は，わかりやすく見える化したい．解釈が容易で印象的な図は，一瞬にして人々を説得する力をもっている．ここではさまざまなデータの見せ方を紹介する．

II 健康格差対策の進め方 5つの視点

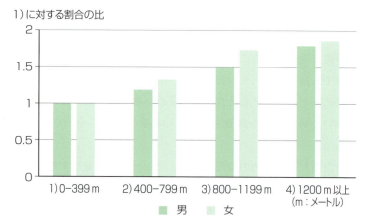

図Ⅱ-14 買い物環境までの距離別の閉じこもり者割合の比の棒グラフ
〔Hirai H, Kondo N, Sasaki R, Iwamoto S, Masuno K, Ohtsuka R, et al：Distance to retail stores and risk of being homebound among older adults in a city severely affected by the 2011 Great East Japan Earthquake. Age Ageing 44（3）：478-484, 2015 より〕

グラフ：棒グラフ・散布図・折れ線グラフ・レーダーチャートなど

　グループごとの健康アウトカムを棒グラフで表すと，図Ⅱ-14のようになる[7]．経年変化を見る場合は折れ線グラフで示すとよい．複数の項目について，平均と比べてどうか？ を見せたいときは偏差値をレーダーチャートにして示すとわかりやすい〔図Ⅱ-10（p.56）はその例〕．

塗り分け図

　図Ⅱ-13のような塗り分け図は一般市民にもわかりやすく，インパクトが大きい．

ウェブブラウザを使ったインタラクティブな「見える化」ツールの活用

　情報技術の発達により，見える化は紙に書かれた図表を眺めるだけでなく，自ら操作して理解するものへと進化している．美しいグラフィックで国別の健康状態や経済状況の格差を見える化し，閲覧者自らが操作できるツールGapminderは有名，一見の価値ありだ（図Ⅱ-15）[*5]．

　国内では，2015（平成27）年に厚生労働省がリリースした『地域包括ケア「見える化」システム』がある．特定の自治体のさまざまな保健情報にアクセスして

＊5 1日遊んでいても飽きない（筆者は）．このシステムはGoogle社と連携しておりgoogle developersのmotion chartツールとして一般公開している．手持ちのデータを読み込んで「動く」アニメーショングラフを作成することが可能．

視点2 「見える化」による課題共有とPDCA

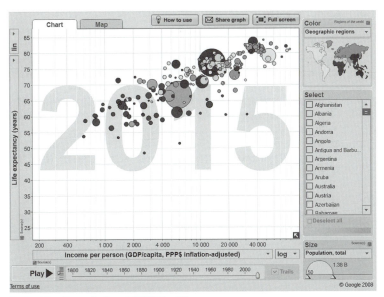

図Ⅱ-15　Gapminderの画面の一部
200年間にわたる国ごとの1人当たり所得と平均寿命の関係などがアニメーションでみられる．

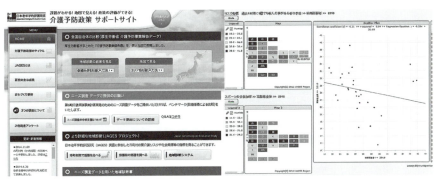

図Ⅱ-16　JAGES研究班による「介護予防政策サポートサイト」
地域間比較が可能．同研究に参加している自治体はより詳しい自治体内の地域間格差・所得間格差のデータにアクセスできる．自ら操作して，2指標間の相関などを確認できる．

資料を取得できる．そのおおもとになったJAGES研究班による介護予防ウェブアトラスも一部一般公開されている（図Ⅱ-16）．

69

健康格差対策の進め方　5つの視点

●引用・参考文献
1) 近藤尚己, 他：日本医療研究開発機構（AMED）「データに基づき地域づくりによる介護予防対策を推進するための研究」平成26年度成果報告書．2015．
2) ローレンス・W.グリーン, マーシャル・W.クロイター（著）, 神馬征峰（訳）：実践ヘルスプロモーション：PRECEDE-PROCEED モデルによる企画と評価．医学書院, 2005．
3) 岩永俊博：地域づくり型保健活動の考え方と進め方．医学書院, 2003．
4) ピーター・H.ロッシ, マーク・W.リプセイ, ハワード・E.フリーマン（著）, 大島巌, 他（訳）：プログラム評価の理論と方法―システマティックな対人サービス・政策評価の実践ガイド．日本評論社, 2005．
5) 特集　データヘルス計画をどう活かすか．保健師ジャーナル 71 (10)：825-853, 2015．
6) あいち自殺対策地域白書作成委員会：あいち自殺対策地域白書～地域力強化を目指して～．愛知県健康福祉部障害福祉課こころの健康推進室, 2010．
https://www.pref.aichi.jp/seishin-c/kokoro/utu/hakusyo.pdf
7) Hirai H, Kondo N, Sasaki R, Iwamuro S, Masuno K, Ohtsuka R, et al. Distance to retail stores and risk of being homebound among older adults in a city severely affected by the 2011 Great East Japan Earthquake. Age Ageing 44 (3)：478-484, 2015.

II 健康格差対策の進め方 5つの視点

視点3
横断的・縦断的な組織連携

<要約>
- 健康格差の是正に向けた社会環境の改善は保健部門だけでは達成できない
- 横断的・縦断的な組織連携を進めよう
- 地域のソーシャル・キャピタルが健康格差対策に役立つ
- 地域のソーシャル・キャピタル醸成には3つのアプローチ：住民連携の支援・組織連携の強化・連携のための制度改革と環境改善
- 連携に役立つ各種ツールを活用しよう

健康格差対策のための「連携」

健康格差対策には部署間の連携が不可欠

　健康格差対策には社会の制度（教育や雇用など）や環境（交通・買い物・医療など）にアプローチする必要があるが，保健や福祉の担当者は，これらの要因の多くを直接は扱えない．したがって，それらを担当するさまざまな部署や組織との連携が必要だ（図II-17）[*1]．
　まず，行政内の部署間に"横ぐし"を入れるところから始めてみよう．さらに，行政機関にとどまらず，医師会やNPO，企業，その他のさまざまな事業者との連携も追究しよう．周辺の自治体との連携もあったほうがよい．保健医療に必要な資源は周辺自治体との共有財産であることが多いからである．
　とはいえ，連携は結構，骨が折れる仕事である．そこで必要なのが「タテ」の

[*1] これもWHO「健康の社会的決定要因に関する特別委員会」最終報告書の「3つの推奨事項」の1つ[1]．

II 健康格差対策の進め方 5つの視点

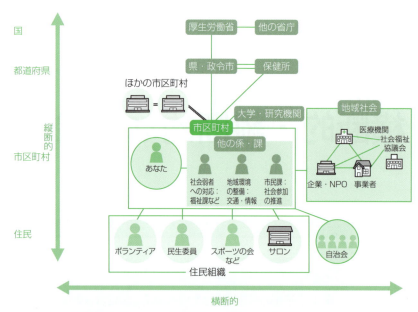

図II-17　健康格差対策における横断的・縦断的な連携

連携である．連携を調整したり，アドバイスをくれる上層機関などの支援をどんどん求めよう．つまり，あなたが市区町村の担当者であるなら，都道府県や保健所，国の各機関との連携をはかるのである．大学などの学術機関とも協力できる．予算が許すのであれば，実績と信頼のある企業や事業者の活用も考えよう．そして，当事者である市民との連携も追求しよう．計画や評価の各段階で市民にも声掛けをしていきたい．

> **BOX 地域包括ケアシステムは健康格差対策システム**
>
> 　「連携」といえば，今，高齢者の地域包括ケアシステムを思い浮かべる（図II-18）．すべての人がそれぞれの生活圏域内で必要なサービスをアクセスできるように，保健・医療・介護・福祉が横断的に連携するシステムである．これは社会環境の整備による健康格差対策にほかならない．町全体のケアの質向上を達成するためにも，組織連携を通じて地域の中でニーズの高い人々を見つけ出し，彼らの生活改善をはかることで町全体の機能が向上する．地域包括ケアシステムはそのための地域ガバナンスのことを言っている．
> 　地域包括ケアの考え方は，なにも高齢者へのケアに限ったものではない．多かれ少なかれ，あらゆる世代に必要なケアの枠組みである．子ども・成人・高齢者と世代間の連携も必要だろう．

視点3 横断的・縦断的な組織連携

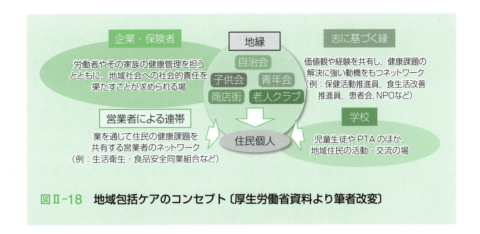

図Ⅱ-18 地域包括ケアのコンセプト〔厚生労働省資料より筆者改変〕

横断的な連携：それぞれの「得意技」を最大限に生かす

　横断的な連携をするとは「縦割り」を超えようということ．社会環境を変えるには「健康のことは健康増進課でお願いします」というような従来の体制ではうまくいかない．縦割りを超えて，部署間や行政外の組織同士に思いきって「横ぐし」を入れてほしい．それぞれの部署や組織が抱えている課題を互いに理解して，認め合い，信頼し合えるような関係—この「組織同士のつながり」が健康格差対策のための新たな資源になる．例えば，前節で紹介した御船町のように，「高齢化」などの共通課題をテーマとした部署間連携会議の定期開催といった取り組みを進めることが効果的だろう．

　また，異分野との対話はイノベーションを生む．1人で悶々と考えていてもよいアイデアは生まれにくい．自分にないものをもっている人たちと対話しよう．例えば，健康格差対策には，健康に無関心な人々を惹きつけるようなこれまでにないアプローチのアイデアが求められている（次節で詳しく取り上げる）．ほかの部署と対話することで，自分たちには思いもよらないようなアイデアをもらえることだろう．まずは手堅く保健や福祉の関連の部署との連携を進めるのが無難だが，余裕ができたら一見健康とは程遠いような部署とも対話してみよう．

II 健康格差対策の進め方 5つの視点

> **＜事例＞熊本県御船町の多部署連携会議を活用した相乗り企画**
>
> 　前章から登場している御船町の事例紹介を続けよう．御船町では部署間連携に向けた地域包括ケア推進会議の場で，高齢者の「閉じこもり」対策が重要な対策課題として決定した．閉じこもりは外出する「目的がない」ことも大きな要因と考え，外出の目的を作るべく，地域の遊休施設の活用や新しい産業の育成といった「まちおこし」の観点で具体策を模索していった．
>
> 　過疎化が進む同町の中山間地，水越地区では，それまでは，複数の部署がそれぞれ独自に事業を進めていた．企画財政課は「夢チャレンジ推進事業」で水越地域活性化協議会という住民組織のサポートを，商工観光課は「フットパス事業」（農村のウォーキングによる人の呼び込み事業）を，社会福祉協議会は「小地域ネットワーク事業」（サロン事業）を，といった具合である．地域包括ケア推進会議で，それぞれの取り組みの紹介がされたあと，各事業の連携が議論された結果，それぞれの事業を擦り合わせ，包括的に推進することとなった．具体的には，地域包括支援センターが県の新たな補助金を得て「ホタルの学校」という，住民主体の新しい集いの場事業をスタートした．地区の住民が調理した地場産品を使った食事つきの月例のプログラムとなり，盛況となった．また，見守りを兼ねた配食・会食サービスもスタートした．同事業を進めるにあたっては，各部署による事業で育まれてきた住民同士や住民と職員とのつながりが資源（ソーシャル・キャピタル）として活用された．

縦断的な連携：ボトムアップが大切

　国・都道府県・市区町村・地域包括支援センターといったタテのラインの連携は今もさかんに行われている．補助金の給付やモデル事業，全国データベースづくりのための情報の集約などである．ただし多くの場合はトップダウンの"号令"であり，双方向の連携とは積極的には言いがたい．

　健康格差対策では，「現場からトップへ」という「ボトムアップ」の流れも大切である．さまざまな社会背景を抱えた地域の人々の特性に応じたケアをするには，そういった地域のニーズとトップからの号令とをすり合わせる手続きが必要だからである．

　例えば介護保険の新しい総合事業がある．これまで全国一律の報酬体系で実施されていた生活支援サービスが地域の行政機関独自の活動へ移行する．地域の特性やニーズに合わせて，新しい住民ボランティア組織をつくったり，新たなケア産業を起こしたりと，今まさに各自治体が独自の創意工夫を進めている．事業を

進めるなかで，地域で生まれてくる課題などの情報が上層機関に伝わり，必要な制度変更や資金的・技術的支援が現場に届くようにいっそうの連携が求められている．

> ### BOX 会社だけじゃない．地域もガバナンス
>
> 　最近「コーポレート・ガバナンス」という言葉をニュースなどでよく聞く．日本語で「企業統治」と訳すことが多く，あたかも「会社のオーナーによるトップダウンの統制」のようなピラミッド的な組織のイメージを浮かべてしまうが，これは誤解．トップダウンの組織構造はむしろ「ガバメント」に近い考え方である．「ガバナンス」のイメージは図Ⅱ-17に近い．強力な司令塔があるわけではなく，各プレーヤーが，それぞれの得意技を最大限に発揮できるよう，組織間の歯車がうまくかみ合わさった状況である．
>
> 　これからは，地域もガバナンス．組織同士・部署同士がつながって，誰もが健康でいられるまちづくりを進めたい．

連携のまとめ役とアドバイザーが必要

　健康格差対策の歯車がうまく回るためには，市区町村のまとめ役であり相談役であるべき都道府県や政令市の役割の拡大が期待される．地域保健法によればこの「まとめ役・相談役」の機能は保健所にある．市区町村が住民とともに保健活動を進め，保健所がそれを支援する．市区町村をまたぐ事案や評価について高度な専門性が求められる事案（統計調査やその解析など）について，保健所は企画・調整・指導する立場のはずである[*2]．

　「見える化」の作業の支援は喫緊の課題である．住民相手の現場業務のかたわら，通常の規模の市町村が住民のデータを集め・分析し・わかりやすく示すという「見える化」の作業を実施するのはどれだけ現実的なのだろうか．大学などの学術機関と連携してこれを進めるのはよい手段である．ただし全国に1,700強ある市区町村のすべてと連携できる数の学術機関はない．やはり，法的な根拠のある保健所を含めた上層の行政組織で進めていくべきだろう．

[*2] これが，形骸化しつつある健康格差対策や地域包括ケアの担い手として「てこ入れ」されることを期待している．

健康格差対策の進め方　5つの視点

 地域保健法第七条「保健所の役割」

　地域保健法第六条では「保健所の役割」として，地域保健に係る統計に関する事項が挙げられている．さらに第七条では，追加で考慮すべき活動として，真っ先に所管区域での情報収集と活用，そのための調査研究をリストアップしている．

　第七条　保健所は，前条に定めるもののほか，地域住民の健康の保持及び増進を図るため必要があるときは，次に掲げる事業を行うことができる．
　一　所管区域に係る地域保健に関する情報を収集し，整理し，及び活用すること．
　二　所管区域に係る地域保健に関する調査及び研究を行うこと．
　三　歯科疾患その他厚生労働大臣の指定する疾病の治療を行うこと．
　四　試験及び検査を行い，並びに医師，歯科医師，薬剤師その他の者に試験及び検査に関する施設を利用させること．

保健師は重要な連携の担い手

　縦横の連携を，責任をもってリードしていくのは誰だろう？　まず挙げるべき専門職は保健師だろう．2013（平成25）年に出された厚生労働省健康局長通知にはこうある．

　これまでの保健師の保健活動は，住民に対する直接的な保健サービスや福祉サービス等（以下「保健サービス等」という．）の提供及び総合調整に重点を置いて活動するとともに，地域保健関連施策の企画，立案，実施及び評価，総合的な健康施策への積極的な関与を進めてきたが，今後はこれらの活動に加えて，持続可能でかつ地域特性をいかした健康なまちづくり，災害対策等を推進することが必要である[2]．

　実際の指針の中には，「部署横断的な保健活動の連携及び協働」「地域のケアシステムの構築」が明記されている．
　また，都道府県の保健師に関しては，

　管内市町村と重層的な連携体制を構築しつつ，保健，医療，福祉，介護等の包括的なシステムの構築に努め，ソーシャルキャピタルを活用した健康づくりの推進を図ること．市町村に対しては，広域的及び専門的な立場から，技術的な助言，支援及び連絡調整を積極的に行うよう努めること．

　という部分に注目したい．このように，統括的な役割を果たす保健師（統括保健師）の役割がますます重要になってきている．

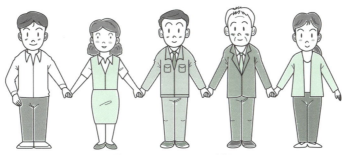
図Ⅱ-19　部署間・組織間で win-win の関係を

> **BOX　社会弱者の現状把握には医療機関や NPO との連携を**
>
> 　健康格差の「見える化」には社会弱者のデータを集める必要があるが，通常の社会調査では社会弱者ほど未回答が多かったり，そもそも会えなかったりで，情報収集が難しい．路上生活者などは住民登録されていない場合もある．そんなときは医療機関や NPO との連携が役立つ．医療機関には，体調を崩して患者となった社会弱者のデータが集まっている．マイノリティを対象として活動している NPO や慈善団体も，住民登録がないような人たちをよく知っている．そういった団体を通じて，社会弱者を対象とした調査を実施することも可能だ．医療機関を主体とした健康格差に関する調査は日本でも行われている[3,4]*3．信頼できるパートナーを見つけよう．今後さらなる連携による社会弱者の状況把握が進むことを期待してる．
>
> ＊3　全国 96 の医療機関に通院する若年（40 歳以下）の 2 型糖尿病患者を登録し社会経済状況などや治療へのアドヒアランスなどについての追跡調査をした先駆的な事例がある[3]．
> 　また，Tabuchi らは，路上生活者の多い大阪市内の一地区で，結核の疫学調査を実施し，その地区では 4 人に 1 人ときわめて高い潜伏感染状況であったと報告している[4]．

Win-win を目指そう

　第Ⅰ章で述べたように，連携を進めるにあたっては，「健康が一番！」とばかりに私たちの価値観を押し付ける「健康至上主義」に陥らないように留意したい．連携相手の組織の目的や関心事に配慮しよう．両者にとって有益となる落としどころを一緒に見出すことが連携の始まりである．

ソーシャル・キャピタルと健康格差対策

ソーシャル・キャピタルとは

　ソーシャル・キャピタルとは，人々同士・組織同士のつながり，つまり「社会関係」を資源としてとらえる概念．つまり，地域における個人や組織間の結束・

II 健康格差対策の進め方　5つの視点

信頼・助け合いの規範の度合いのことである[*4]．つながりが「地域の力」となり，さまざまな課題の解決に役立つ，という考え方である．

ソーシャル・キャピタルづくりが健康格差対策に

「つながり」づくりは健康格差対策になる．生活に困窮している人は社会的にも孤立しやすい．社会弱者にはつながりが必要だ．例えば，生活保護制度などの福祉サービスの一環として行政職員やケースワーカーとのつながりを直接つくることが，貧困が深刻化するのを防ぎ，また貧困から脱出する支援となる．このような貧困の2次予防に加えて，孤立し，貧困化する人が出てこないように，**普段から必要なつながりが備わっている地域をつくっておく**ことも目指したい．貧困の1次予防としてのソーシャル・キャピタルの醸成である．

組織間の連携を進めようとする場合も，日頃から互いに顔の見える付き合いがある人が相手組織の中にいれば話が進みやすい．住民を巻き込む場合も同じである．区長や商工会の役員など，地域のキーパーソンとは日頃からよく付き合っておきたい．

ソーシャル・キャピタルの効果

地域のソーシャル・キャピタルには個人の生活や健康によい影響があると考えられている．その理由は，**①協調行動を促す**，**②相互監視が進む**，**③ストレスが緩和される**，**④支援が授受される**，**⑤さまざまに応用が利く（地域の組織化）**，の5つである．

ソーシャル・キャピタルが「**①協調行動を促す**」とは，互いに顔の見える関係・信頼関係ができていると合意形成が進みやすいということである．公民館の老朽化に伴い，建て替えをしたい，という意見が自治会の中で出てきたとしよう．ところが，中にはそういう意見に消極的な人もいるだろう．「まだ使えるから建て替えなくても…」と思っていたり，そもそも公民館をほとんど使っていないために建て替えてもメリットが得られないような人々である．そんなとき，地域の中で普段から互いの顔が見える関係ができていれば，話し合いの機会を設定しやすいし，話し合いでも妥協点を探しやすい．

「**②相互監視が進む**」とは，近所のルール違反や危険な行為を互いが行わないよう監視し合うような効果のことである．近所の未成年がたばこを吸っていたり，小学生が立ち入り禁止の危険な空き地で遊んでいるのを目撃したときにあなたは注意をするだろうか？　顔見知りが多いような地域では，そういうときに誰かしらが注意をしてくれる．

互いに気の合う知人が地域にたくさん住んでいれば，ストレス面でも有利になる．

[*4] ソーシャル・キャピタルの概念にはさまざまな議論がある．詳しく知りたい人は関連書籍を当たってほしい[5,6]．

ソーシャル・キャピタルは「**③ストレスが緩和される**」ことにも役立つことが期待される．

さらに，地域のつながりを通じて，助け合い＝「支援の授受」が起きやすくなる（「**④支援が授受される**」）．実際の手段面や情緒面で得られるさまざまな支援が多い人ほど，生活水準にかかわらずその後不健康となるリスクが少ないことが知られている．

最後に，ひとたび何らかの目的でwin-winの連携をつくれば，その連携体制を別の目的にも活用できる．つまり「**⑤さまざまな応用が利く**」という効果もある．連携体制が地域全体の組織化（地域ガバナンス体制の構築）につながることで，さまざまな問題が効率よく解決される．

反対に，**ソーシャル・キャピタル**には「**負の影響**」も考えられるので注意が必要だ．内向きの"閉じた"つながりが強すぎると，外部者（よそ者）を排除してしまったり，組織が1人ひとりに求めることが強くなりすぎてメンバーが疲弊する可能性もある．「出る杭は打たれる」ように，新しいことを始めようとする人を許さないような風潮が生まれてしまうのも危険だ．

ソーシャル・キャピタルの醸成：3つのアプローチ

地域において，人々のつながりを増やし，ソーシャル・キャピタルを醸成する方法にはどんなものがあるだろう？　これにはおおむね3つのアプローチが考えられる．すなわち，

①住民同士の連携を支援するアプローチ
②組織連携を強化するアプローチ
③連携を増やすために必要な制度改革や環境整備を進めるアプローチ

である．まず，「**①住民同士の連携を支援するアプローチ**」とは，伝統的な地縁活動や自治会活動，ボランティア活動，サロン活動などをサポートすることで，住民の交流を増やすアプローチのこと．母親学級・子育て支援を進める自主グループ活動・患者会活動・介護予防のためのサロンなど，保健や介護の分野でもさまざまな活動が今も展開されている．ただし，住民組織の育成には多大な労力を要するのが難点である．

次に，「**②組織連携を強化するアプローチ**」は，前述の組織連携づくりにほかならない．互いにwin-winの関係づくりを進めていく方法である．例えば，親が社会的な問題を抱えている家庭の子どもには「う歯」が多いことが知られている．う歯の格差縮小に向けた「社会弱者に特化したポピュレーション・アプローチ」として，低所得者が多い地区や保育園などでう歯予防の特別プログラムを実施したいとする．そんなとき，日頃から保育担当の部署や保育園（園長さんなど）との付き合いがあるかどうかで，事業のスタートも，スタート後の効率も大

II 健康格差対策の進め方　5つの視点

きく異なるだろう．この組織同士をつなげるアプローチの難点は，「コツと経験がいる」ということ．難しそうだと思ったら，支援を求めたほうがいいだろう．

そして，連携したいのに，規制のためにできないことがある．制度改革や規制緩和が必要な場合もある．そのため，「**③連携を増やすために必要な制度改革や環境整備を進めるアプローチ**」が必要なのである．

ソーシャル・キャピタルづくりは安上がり？

「つながる」だけならタダなので，地域のソーシャル・キャピタル育成で保健が進むのであれば「安上がりだ」という意見があるが，そうは考えないほうがよい．組織連携には時間も労力もかかる．地域を1つの運命共同体としてゴールに向けて動かしていきたいなら，それをするための新たな，そして小さくないコストが必ず発生するはずである．しっかりと予算を確保して進めるべきだろう．

> **＜事例＞さいたま市：孤立死予防に向けた官民連携の取り組みについて**
>
> さいたま市からはじまった孤立死防止のための官民連携の事例をぜひ紹介したい．
>
> 2012年にさいたま市内で発生した「一家3人餓死と疑われる事件」をきっかけに，支援が必要な状態であっても自らSOSのサインを出さない，あるいは出せない要支援世帯を早期に発見するための発見・通報のガイドラインを作成した．このガイドラインは，誰もが異変に気づき，通報しやすいよう「個人情報の保護に関する法律」における「人の生命，身体又は財産の保護のために緊急に必要がある場合」の基準例を明確に示すことで，気になる事例が見られたときに通報しやすいように配慮したものとした．
>
> そもそもこの事件は，公共料金滞納によりガスや電気というライフラインサービスを止められたことが関係していた．市の担当部署の職員としては，止める前に知らせてくれていれば何らかのケアができたかもしれない，という忸怩たる思いがあったのだろう．それまで事業者が市に報告しなかった理由に，個人情報の目的外利用に関する取り扱いに迷いがあった．通報してよいケースなのかの判断が難しかったのである．
>
> さいたま市は，ガイドラインの作成に加え，市内のライフラインを扱う業者や多くの宅配業者と「要支援世帯の早期把握のための対策事業の協力に関する協定書」を交わした．この協定を締結した事業者は，このガイドラインに従って市に通報する．
>
> 要支援者を早期に発見し，孤立死・孤独死を未然に防止するための官民連携の仕組みである．通報を受けた市職員は，現地に赴き安否確認ができるよ

> うになった．その結果，自宅で倒れていて緊急入院になったり，生活保護の申請につながったりといったような「命が救われた」人がでてきた[*5]．

「連携づくり」「まちづくり」は誰が進める？

　地域包括ケアや介護予防の取り組みが広がり，市民のつながりづくりを進めることが保健対策としてずいぶん認知されるようになってきた．しかし，市民のつながりづくりを，市民サービスの専門家ではない保健担当者が取り組むべきなのだろうか？

　結論から言えば，「**できるだけ専門家に任せること．少なくとも単独で進めないほうがよい**」と考える．保健部門だけで自己完結せず，準備の段階から必要な連携をもって進めるべきであろう．最近では市民協働課のような専門部署もある．準備段階から連携していくべきだろう．

　まちづくりの活動を進める前に，関連がありそうな他の部署に声掛けをして，まず以下を確認してみよう．

- ●目的が似通った既存の取り組みはないか？
- ●一緒に進められそうな取り組みはないか？
- ●優先して連携すべき部署はどこか？

　実はすでに似通ったことが進んでいて，そこに**相乗りさせてもらうことで楽に達成できてしまった**なんてこともあるかもしれない．あとで紹介する「アクションチェックリスト」(資料編，p.175)」などを使って，この辺を整理してみるとよいだろう．

　先ほど (p.76) 示した厚生労働省の「保健活動の指針」には，「連携を進める」ことが保健師の役割とあるが，これは必ずしも，つなぐ現場の先頭に立って汗をかきなさい，といっているわけではないと解釈したほうがよいだろう．保健師には保健の観点で必要な連携のビジョンを示し，そのビジョンが達成されるように活動を調整していく役割がある．つなぎ役は，その道のプロ，例えば社会福祉協議会や市民協働課，あるいは市民活動を推進するようなサービスを手がける事業者と一緒に進めよう．

　まちづくりの活動を保健部門が単独で行えば，住民を「つなげる」現場活動に忙殺されて本業が滞ってしまう可能性がある．また，ほかの部署の活動とぶつ

＊5 詳しくはさいたま市ウェブサイト，および 2013 (平成 25) 年に実施したシンポジウム「孤立死と社会的排除にどう立ち向かうか」(主催：東京大学大学院医学系研究科保健社会行動学分野) の資料を参照されたい (http://mental.m.u-tokyo.ac.jp/sdh/archives/socex/)．

Ⅱ 健康格差対策の進め方 5つの視点

かって効率が悪くなったり，思わぬトラブルにもなりかねない．住民側から「役場関係者からいろんな人たちが似たような話をもち掛けてくるからわけがわからん」という意見をもらった，という話も聞く[*6]．さらに，市民を動かす専門家に比べたら，効率が悪いかもしれない．

そして，保健部門だけではニーズを満たすのに十分な数の組織をつくり上げることは難しい，ということも，連携が必要な理由である．高齢者が5,000人いる町があるとしよう．サロン活動は1グループ大きくてもせいぜい50人までであることを考えると，全員がサロンにアクセスできるようにするには，ごく単純に見積もっても100グループ必要である．数人の保健スタッフで100個の住民の自主運営組織を育て維持していくことは現実的ではないだろう．

> **＜ポイント＞市民をつなげる活動との付き合い方**
> - 市民のつながりづくりの保健活動は他の部署と連携して進める
> - 市民組織づくりはできるだけ専門の人たちに任せる
> - 保健部門は保健や介護に役立つ市民活動が育つように調整をはかる役割

> **＜事例＞陸前高田市「保健医療福祉未来図会議」の場でのヨコの連携づくり**
>
> 東日本大震災で甚大な被害を受けた岩手県陸前高田市では，被災直後より，月例の「保健医療福祉未来図会議」を開催している．毎月，市の健康推進課が運営主体となって，行政内のさまざまな機関や県立病院，保健所，そして復興支援にかかわっている多くのNPO，市民や学術機関などが集まり「顔の見える関係づくり」を進めている．各組織からの活動報告に加え，毎回テーマを決めて自由な議論をする場としている．その会議から生まれた「はまってけらいん・かだってけらいん（はまかだ）運動」は，地域のソーシャル・キャピタルを高めるための啓発活動と，市民の交流促進・孤立予防に向けた部門間連携を進めるものである（図Ⅱ-20）．「はまってけらいん，かだってけらいん」は気仙地方の言葉で「集まりましょう，語りましょう」という意味．子どもの遊び場づくり，買い物難民対策，市民のメンタルヘルス対策，生活不活発病対策など，さまざまな課題に対して，ソーシャル・キャピタルづくりや必要な組織連携の推進を行っており，周辺の自治体にも広がってきている．

[*6] 自治会長や民生委員など，地域づくりのカギとなる人たちは何かと頼られることが多い．できるだけ彼らを疲弊させないようにしたい．

視点3　横断的・縦断的な組織連携

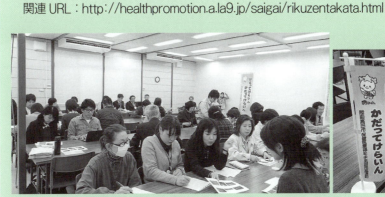

図Ⅱ-20　保健医療福祉未来図会議の様子と「はまかだ運動」の旗

＜事例＞英国政府と加工食品業者との連携による減塩対策

　政府機関が加工食品企業と連携して減塩に取り組む国が増えている．その草分けとなったのが，英国で進められている食品と栄養政策に関する専門家らによる「塩と健康に関する協働活動：CASH（Consensus Action on Salt and Health）」である．政府と加工食品メーカーとが連携して，市販の加工食品中の塩の含有量を市民に気づかれない程度に徐々に低下させていき，1日の摂取量6gという目標を目指し効果を上げている．「塩の摂取量を減らしましょう」といったシンプルなメッセージや知識啓発のキャンペーンに加えて，官民の連携により「無意識に摂取を減らした」環境整備型の戦略が進んだ事例として参考になる．

連携に便利なツールを活用しよう

アクションチェックリスト：必要な連携の洗い出しと優先順位づけ

　「連携の重要性は理解しているがまずどこの誰に声を掛ければよいのかわからない」「多様な連携を，といわれても，いっぺんにはできなそう」…こんなときには，**アクションチェックリスト**が役立つ．アクションチェックリストとは「実施すべきアクション（取り組み）をチェックリスト形式で確認し，取り組みへの気づきを促し，行動を起こすために開発された現場改善の手法」[7]である．アクションチェックリストを活用すると，優先的に連携すべき組織が一目でわかる．
　表Ⅱ-6は藤野らによる「健康・介護施策における部署間連携のためのアクショ

Ⅱ 健康格差対策の進め方 5つの視点

表Ⅱ-6 市内小学生の口腔の健康格差対策立案時の「健康・介護施策における部署間連携のためのアクションチェックリスト ver.1」の活用例

■ アクションチェックリスト

検討する事業名：A市内小学生の口腔の健康格差対策

項　目	No.	連携のためのチェック項目	提案する	優先する	関連部署・メモ
事業計画	1	この事業を進めるために利用できる予算や助成金が他の部署にあるかを確認する.	✓	✓	市教育委員会と連携・次年度のむし歯検診などについて
	2	事業に関連する，他部署の事業（施策・計画など）を確認する.	✓	✓	
	3	事業が他部署の事業（施策・計画など）に与える影響について検討する.	✓	✓	
情報共有	4	事業内容を他部署に説明，共有する機会を設定する.	✓		学校・歯科医師会・校医
	5	他部署が管理する情報やデータを活用する.	✓		学校の検診データ使えるか？
対象者	6	対象者を把握したり，周知するために，他部署と連携して実施できる機会について検討する.	✓		学校検診との連携
	7	事業によって特に影響を受ける集団に関する把握や配慮を検討する.（経済状況，世帯状況，地域状況，高齢者，障害者，外国人など）	✓		
市民協働	8	住民が参画できる機会を設定する.（計画段階，実行段階，評価段階）			
	9	ボランティア活用の機会について検討する.			
地域資源	10	他部署を含め，既存の地域資源の活用について検討する.（民生委員，地区推進委員，社会福祉協議会，自治会，NPOなど）	✓		歯科医師会の協力必要か？
事業者	11	関係事業者の経営的影響について検討する.			
	12	関係事業者の雇用状況への影響について検討する.			
教育	13	学校現場・教育担当部署との連携の可能性について検討する.（啓発，ボランティア参加，対象者との接触機会など）	✓		
建造環境	14	公園，公民館，スポーツ施設，その他の公営施設の活用について検討する.			
交通	15	対象者が事業に参加するための交通への配慮について検討する.			
経済	16	対象者が事業に参加するための経済的な配慮について検討する.	✓		長期欠席児童への配慮

ンチェックリスト（第1版）」である[7]．リストには，16の項目が掲載されており，それぞれのアクションについて「提案する」「優先する」という2つのチェック項目で確認する．

例えば，母子保健課のあなたは，市内の子どもの口腔の健康格差に関する調査と対策を企画したいとする．そこで，連携すべき項目や相手について考えるためにこのチェックリストを使ってみることにした．結果は表Ⅱ-6のようになった．まず，現在行われている学校での歯科検診と連携できないかを探る必要がありそうだ．歯科検診に合わせて，アンケートを実施することでうまく分析できそうだが，それをするには教育委員会などと慎重に相談しなければいけないからだ．そこでまずはここの優先順位を上げて取り組むべき，と判断した．歯科医師会の協力も仰ぎたいが，それはまず，学校関係の調整が済んでからでよさそうだ．

このような形でアクションチェックリストを活用していくといいだろう．

健康影響アセスメント：
より公正で効率的な活動とするための合意形成手段

どんな政策や施策も市民の健康に何かしらの影響を与える．たばこの価格を上げれば，禁煙する人が増えて喫煙者は健康になるだろう．最近観光地や都市部で普及してきている「シェアサイクル」は，駐輪ステーションを街中に複数設置して，自転車を時間貸しするサービスである．自転車の利用が増えるため健康づくりになることが期待されている．こういったさまざまな施策が，「誰の」「どういった健康状態に」影響を与えるかを，関係者が事前に検討・評価して，改善していくためのツールが「健康影響アセスメント：Health Impact Assessment（HIA）」である．

HIAの目的は，何が起きるかを予測することではなくて，その事業に関連するさまざまなグループの間の意見を調整して，合意形成をはかることである．HIAは，5つのステップで実施する．

①**スクリーニング**：対象とする事業がどのような影響を与えそうかをおおまかに判断して，HIAをするかどうかを決定する．

②**実施プラン策定（仕様決定）**：スクリーニングの結果をもとに，具体的なアセスメントのプランを立てる（表Ⅱ-7）．

③**アセスメント**：実際にアセスメントする．

④**報告**：アセスメント結果をもとに，改善点などをまとめたレポートを作成して提出する．

⑤**モニタリングと事後評価**：提案（レポート）がどのように反映されたか，実際に事業が進む中で検討する．

通常，当該計画に関係するさまざまな団体の代表者が集い，アセスメント結果

II 健康格差対策の進め方　5つの視点

表II-7　HIAのスクリーニングシート

HIA スクリーニングツール

対象者氏名	
影響が生じる段階	

影響を受ける集団	集団1				集団2				集団3			
健康規定要因	予測される影響	ポジティブ(P)またはネガティブ(N)	可能性 確実：◎ 5〜6割：○ 2〜3割：△ 不明：？	影響の推移 →↑↓	予測される影響	ポジティブ(P)またはネガティブ(N)	可能性 確実：◎ 5〜6割：○ 2〜3割：△ 不明：？	影響の推移 →↑↓	予測される影響	ポジティブ(P)またはネガティブ(N)	可能性 確実：◎ 5〜6割：○ 2〜3割：△ 不明：？	影響の推移 →↑↓
個人の生活習慣 　喫煙・飲酒・食事・通勤 　睡眠・性生活等												
社会的影響（家族・地域） 　家族機能・社会的支援 　住民同士の繋がり・孤立 　地域的文化・民族・宗教等												
生活環境 　住居・都市環境・緑地 　公園・大気・水質・騒音 　交通・治安等												
労働環境 　雇用・収入・労働時間 　職場の人間関係・福利厚生 　産業保健サービス等												
サービスの受けやすさ 　行政サービス 　医療・介護サービス 　教育サービス 　商業サービス												
疾患 　生活習慣病 　がん・心疾患・脳卒中 　メンタルヘルス												
その他 　社会経済・文化 　気候・環境・生物多様種 　社会の持続可能性												

〔日本公衆衛生学会（公衆衛生モニタリング・レポート委員会）：健康影響予測評価ガイダンス（2011年提案版），p.12, 日本公衆衛生学会, 2011 (https://www.jsph.jp/pdf/JSPH%20MR9%20HIA%20g.pdf) より〕

をもとにして計画の「改善提案」を行う．検討のプロセスを通じて，利害関係者同士の信頼関係も強まることが期待できる．

HIAでは，住民の健康状態だけでなく，ライフスタイル・地域社会への影響・文化や経済，環境などについて，多面的にアセスメントする．それぞれの項目について，よい面と悪い面を挙げる．また，それぞれの影響が起こりうる可能性の大きさについてアセスメントし，これらの結果を受けて，実際の改善提案をする．

例えば，前述のシェアサイクルを導入したときにはどんな影響が出るだろうか．導入する地区の一般住民に対する影響は，表II-8のようになるだろう．自転車に乗る人が増えて，活動量が増してメタボ対策になる一方，特に高齢者などの自転車との接触事故には注意しなければならない．広く普及すれば，自動車が

表Ⅱ-8 シェアサイクル事業のHIA結果（導入地区の住民に対する影響の検討）

影響を受ける集団		シェアサイクル導入地区の一般住民		
健康規定要因	予測される影響	ポジティブ(P)またはネガティブ(N)	可能性 確実：◎ 5～6割：○ 2～3割：△ 不明：？	影響の推移 →↑↓
生活習慣	自転車に乗る時間が増える	P	○	↑
	自動車に乗る時間が減る	P	○	↑
社会的・地域的影響	観光客増加	P	○	↑
	愛好家による市民活動が起きる	P	△	→
	黒字化は難しく市の支出増	N	○	→
生活環境	排気ガスが減り空気がきれいに	P	○	↑
	車が減り安全に	P	○	↑
	渋滞緩和	P	○	↑
	管理組合員の収入増加	P	◎	→
	観光収入増加	P	○	↑
労働環境	レンタカー事業者の収入減	N	○	↑
	管理組合員の雇用増加	P	◎	→
社会経済・文化・環境・持続発展性	環境保護の考えの進展	P	○	↑
疾患	喘息・COPDなどの減少	P	△	↑
	メタボの減少	P	○	↑
	自転車事故の増加（特に高齢者）	N	△	↓

減って大気汚染の軽減によるメリットもあるかもしれない．一方，採算ベースに早く乗せないと，市の財政を圧迫してしまう．

以上のことから，例えば「高齢者などの安全確保に関する具体策（バイクレーンの普及など）を順次進めていくこと」「十分普及するよう，広報に努めること」といった推奨事項がまとまるかもしれない．

実際は，これらの評価をほかの集団についても実施する．例えば，シェアサイクル事業の対象外の地域の住民についても検討する．こうすることにより，地域格差を広げることにならないか，広げないためには何をすべきか，といったことが明らかになる．

大切なのは，これらの検討を「**利害関係者みんなで行う**」ことである．これにより，誰もが納得する，公正な事業を育てていくことにつながる．

HIAの進め方については，日本公衆衛生学会公衆衛生モニタリング・レポート委員会が大変わかりやすいガイダンスを出版している[8]．

会話を加速させる会議運営の技術

部署間連携・官民連携を進めるときは，見知らぬ人，利害が合わない人，関心

II 健康格差対策の進め方 5つの視点

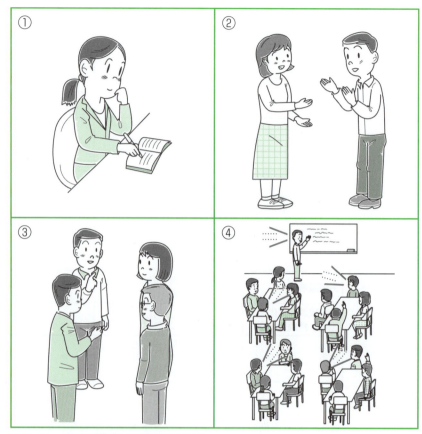

図Ⅱ-21　全員が議論に参加できる方法

が違う人など，「安心して会話しにくい」人たちともうまくコミュニケーションしなければいけない．初参加の人たちは声を出しづらく，なかなか盛り上がらない，なんてこともある．そういった会議の場の運営を円滑にするさまざまな技術が知られている．ここでは，熊本大学のヘルスコミュニケーション研究者，河村洋子氏から紹介され，筆者がこれまでに部署間連携の場で実際に体験した手法のうち，特に普及しやすいと思うものを紹介しよう[9]．

全員が必ず参加する超シンプルな方法「1人，2人，4人，そしてみんなで」

互いに見知らぬ人が集まったときに，全員を巻き込んだ意見出しをしたいときに有効である．
＜手順＞（図Ⅱ-21）
①それぞれ個人で静かに問いかけに対する自分の意見をまとめる．
②ペアになり，互いの考えを共有．

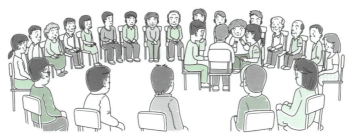

図Ⅱ-22　経験共有金魚鉢

③2つのペアが一緒になって，4人で共有．共通点や相違点について意見交換．
④フロア全員で出た意見を共有する．

　ポイントは，全員必ず声を発する点だ．時間がないときは「1人，2人，みんな」という3ステップでもできる．反対に，すでに互いによく知っているグループを対象にこれをやると，場が冗長になり，盛り上がらなくなる．

互いの経験をじっくり共有して心つながる「経験共有金魚鉢」

　一部の人たちの体験について，参加者全体で共有したいときに有効な方法．一部の人が膝を交えて話す中でついつい本音が出たりする．それを周囲がじっくりと聞く．

＜手順＞（図Ⅱ-22）
①椅子で二重の円をつくる．内側の小さな円には3人から7人くらいが膝を交えるくらいに近づいて座る．
②10〜25分程度：司会者の進行で，内側の円のメンバーが平等に語っていく．外側のメンバーはそれに静かに耳を傾ける．
③1〜4分程度：一通りの話が済んだら，周りの人に感想を聞く．
④②を繰り返す．
⑤10分程度：全体で振り返り

　人が多いときは外側の輪を二重にするなどしてよい．大勢ならばマイクを設置するのもよい．内側の円のメンバーには，その事案について責任者・当事者としてしっかりかかわったことがある人を入れる．とにかくじっくり語ってもらう．周りを意識せず，「車のドライブ中の会話のように」具体的なストーリーを語ってもらう．実際のマイク，あるいはマイクに見立てた小道具を回すことで，語ってもらうのもよい．

　住民組織を立ち上げたときの苦労話や達成したときの感動など，外の輪の人たちは，当事者の話をしんみりと聞ける．まるでテレビのトーク番組を見ているような感覚になる．

健康格差対策の進め方　5つの視点

　河村氏によるパンフレット『小さな工夫でコミュニケーションの質を高めよう—より良い「連携」づくりに役立つ4つの方法』には合計4つの方法が紹介されている．JAGESウェブサイト「地域連携に役立つツール」のコーナー（http://www.jages.net/renkei/）から無料でダウンロードが可能である．

●引用・参考文献
1) WHO Commission on Social Determinants of Health：Closing the gap in a generation：health equity through action on the social determinants of health. Final Report of the Commission on Social Determinants of Health. World Health Organization, 2008.
2) 厚生労働省健康局長：通知「地域における保健師の保健活動について」　健発0419第1号　平成25年4月19日．2013．
3) 莇也寸志，他（編）：放置されてきた若年2型糖尿病—2型糖尿病の未来予想図．暮らし，仕事と40歳以下2型糖尿病についての研究報告書，全日本民主医療機関連合会医療部，2014．
4) Tabuchi T, Takatorige T, Hirayama Y, Nakata N, Harihara S, Shimouchi A, et al：Tuberculosis infection among homeless persons and caregivers in a high-tuberculosis-prevalence area in Japan：a cross-sectional study. BMC Infectious Diseases 11：22, 2011.
5) イチロー・カワチ，高尾総司，S.・V.・スブラマニアン（原著），高尾総司，近藤尚己，白井こころ，近藤克則（監訳）：ソーシャル・キャピタルと健康政策—地域で活用するために．日本評論社，2013．
6) 川上憲人，橋本英樹，近藤尚己（編）：社会と健康：健康格差解消に向けた統合科学的アプローチ．東京大学出版会，2015．
7) 藤野善久，槙島美佐子，冨岡慎一，河村洋子，市田行信，助友裕子，他：健康・介護施策における部署間連携のためのアクションチェックリスト（第1版）．北九州市，2016．
　　http://www.jages.net/#!about-3/c1qza
8) 藤野善久，松田晋哉：Health Impact Assessment の基本的概念および日本での今後の取り組みに関する考察．日本公衆衛生雑誌 54（2）：73-80，2007．
9) 河村洋子：小さな工夫でコミュニケーションの質を高めよう—より良い「連携」づくりに役立つ4つの方法．熊本大学，2015．
　　http://www.jages.net/#!about-3/c1qza

II 健康格差対策の進め方　5つの視点

視点4
健康に無関心な人にも効果的な戦略

<要約>
- 社会的に不利な人ほど健康に無関心なことが多い
- ヘルスプロモーション活動には「個人の主体的な健康づくりの支援」に加えて「健康に無関心な人でも健康になれる環境づくり」の視点も必要ではないだろうか
- 私たちは保健サービスを"売る"商売人と思うべし．"お客様"の心をわしづかみにするアイデアで勝負

私たちはいつも"正しい"選択をしているか？

夕方のスーパーマーケットにて

「今日の夕食，何にしようかしら．そういえば週末は家族でピクニックだわ．タラオも小さい小さいと思ってたのに，来年は中学生…父さんは体調があまりよくないし，家族で出かけるのなんて，考えてみればラストチャンスかもね．楽しい思い出にしたいわ．そうだ，おやつを買わないと．チョコレートにおせんべい…でもスナックはダメ．トランス脂肪酸が心配だわ．カロリーも高いし…あら？ なんと！ ポテチが88円，安い〜!! でもスナックは危険よね…ダメダメ！ …え？ 待って待って，いやだ，「今だけ20％増量中」じゃない！ 買わなきゃ損かもー．どうしようどうしようどうしよう！ みんなどんどん買っていくわ．あーあと4袋しかない！ 迷っていられない．こうなったら全部買い占めよ．ピクニックだから特別よね…」

私たちの人生は判断の連続である．例えば昼時，「ヘルシー減塩定食」にするか，大好物の「こってりラーメン」を選ぶか，という選択に迫られる．保健の専

II 健康格差対策の進め方　5つの視点

門家であるはずの私たちでも常に理性を維持してこってりラーメンの誘惑から逃れ続けるのは至難の業だ．スーパーマーケットのマーケティング戦略にまんまとひっかかり，増量ポテトチップを4袋も買い込んでしまうほどのオッチョコチョイでなくとも，「思い返せば間違っていた」「衝動買いして，自宅で反省」というような経験は誰にだってある．

特に理性的な選択が難しいのは，ストレスがかかったときである．物事がうまくいかない，締め切りに追われてイライラ…そんなときは，なかなか健康に気遣った行動はとれない．

社会的なストレスも同じである．お金がない，仕事が見つからなくて焦る，周囲のみんなより経済的に困窮している，社会的に孤立しているなどといった状況から生じるマイナスの感情は，理性的な判断を妨げる．

そこで必要なのが，私たち人間の行動特性に焦点を当てた，"ひとひねり"加えた戦略である．つまり，社会的なストレスのために健康に関心をもてない人でも「思わず」健康的な行動をとってしまうような「しかけ」づくりである．

従来の行動変容モデルの成功と限界

人はどういうときに「行動」を変えるのだろうか．これまで多くの研究者や実践家が，さまざまな行動変容理論を打ち立ててきた．保健分野では健康信念モデル，ステージモデル，計画行動モデルなどがよく知られている（ BOX 参照）．これらの理論はとてもよく練られていて，体重管理や禁煙など，多くの健康行動をうまく説明してくれる．

一方で，どんなにこれらの理論をあてはめて指導しても行動を起こしてくれない人がいる．つまり，理屈通りにいかない"困った"人々だ．あるいは，理論通りに振舞ってはくれるのだが，いつまで経っても行動変容のステージの下のほう，つまり無関心期と準備期あたりを行ったり来たりして，なかなか「行動」のフェーズまで進んでくれない人たちである[*1]．

残念ながら，強いストレスを抱えている人の行動をうまく説明できる理論モデルは多くない．そこに，従来の行動変容モデルの「限界」がある．

[*1] 筆者自身の悩みでもあり，公衆衛生を志したきっかけの1つでもある．短い外来診療の時間の中で一言二言動機づけを試みてもほとんど効果がない．管理栄養士による栄養指導を処方して，実際に栄養指導を受けたとしても，そもそも自身の食事内容を変えることに興味がなければ効果は望めない．理屈を押しつけても行動を起こしてくれない患者たちをどうしたらいいのか，という悩みである．

保健分野の主な行動変容モデル[*2]

・健康信念モデル health belief model（図Ⅱ-23）
　自分が不健康な状態になりやすいという信念（脆弱性の認知）と不健康な状態がどれだけ重大かという信念（重大性の認知）により，どれだけ現状が危険か（危険性の認知）が決まる，とするモデル．加えて，行動をとったときの利益とコストや障害とのバランス，自分がその行動をうまくできるかという信念（自己効力感），そして行動のきっかけといった要因によって，どれだけその行動を起こしやすいかが決定される，と考える．

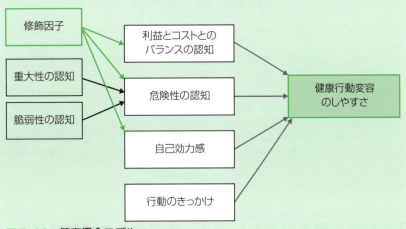

図Ⅱ-23　健康信念モデル

・変化のステージモデル stage model, transtheoretical model（図Ⅱ-24）
　行動を変えようとするプロセスには，無関心期，関心期，準備期，実行期，維持期という5つのステージがあり，その各ステージに適した支援方法があるとする[2]．すべての人が各ステージを順調に駆け上がるわけではない．むしろ，人は各ステージ間を行きつ戻りつするのであって，目指す行動を達成して維持する人もいれば，いつまでも行動のフェーズには到達しない人もいる．

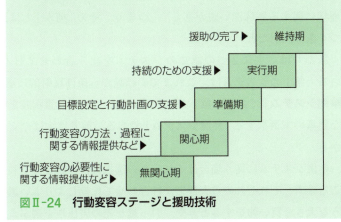

図Ⅱ-24　行動変容ステージと援助技術

・計画行動モデル theory of planned behavior（図Ⅱ-25）
　行動を起こすか否かは「（行動の）意図 intention」があるか否かが最も重要な要因であるとする．その行動を起こす意図をもつか否かは，その行動がどれだけ重要かといった信念に基づく「行動に対する態度」，一般に信じられている事柄に基づく「主観的規範」，そして自分がその行動を起こせるかどうかに関する信念に基づく「コントロール可能性の認知」によって決定される[3]．意図が形成されることで行動が生じることを立証した実証研究は多く，意図をもつと，そのうち30％弱の人が実際の行動に移る，とされている[4]．

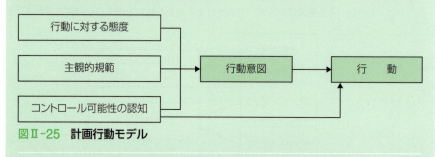

図Ⅱ-25　計画行動モデル

＊2 National Cancer Institute（原著），福田吉治，他（監修），今井博久，他（訳）：一目でわかるヘルスプロモーション：理論と実践ガイドブック．国立保健医療科学院，2008 がわかりやすい．

私たちの行動を深掘りしよう：認知の2つのシステム

「情緒・経験則システム」と「熟慮システム」

　計画行動モデルが示すように，健康的な選択をしようという「意図」で約30％の健康行動が説明できる．では，残りの70％の「意図ではない何か」とは何だろう？　何が私たちを突き動かしているのだろう？　これについては，行動科学や心理学に関する興味深い説がある[5]．つまり，その「何か」とは，**感情と経験に基づく条件反射**だという．

　私たちは，主に2つの認知のシステムを組み合わせて日々の選択を行っている．第1のシステムは，これまでの経験から条件反射的に選択する**「情緒・経験則システム」**である．第2のシステムは，じっくり選択肢を吟味して，論理的な熟考の末選択する**「熟慮システム」**である．前者はすばやく，後者は時間がかかる．

　熟慮システムに従う場合はそれぞれの選択に伴う利益と不利益，それぞれが起こる確率とそれぞれの重大性をかけ合わせて比較しよりよい選択をする．家のような大きな買い物をするときや，引っ越し先の居住地を選ぶような場合は，今後の人生を思い描き，家族と何度も話し合って決めることだろう．

　しかし，日々の選択の場面においては，多くの場合，第1のシステムの影響を

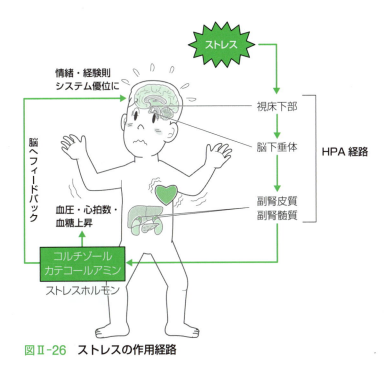

図Ⅱ-26　ストレスの作用経路

多分に受ける．ほぼ100％無意識に選択することもたくさんある[*3]．また，これまでの経験や見た目の魅力に惹かれて「思わず」選択した結果，損をすることも少なくない．高い確率で損をすることが明らかなのに，その選択をする場合もある．「宝くじを買う」という行動はその典型例だ[*4]．

ストレスを抱えている人ほど「情緒・経験則システム」が優位

　ストレスがかかると，脳では情緒・経験則システムが優位になることが知られている．例えば，ハイキング中の山の中で熊に突如出合ったとする．あなたは緊張して極度のストレス状態になる．脳の視床下部からは神経ホルモンが分泌され，視床下部─脳下垂体─副腎皮質・副腎髄質（HPA経路）を介して，全身が「戦うか，逃げるか」というモードになる．身体では，コルチゾールやカテコールアミンといったストレス関連ホルモンにより，血圧・心拍数・血糖が上がる

[*3] 朝起きて，水を飲もうか，麦茶を飲もうか，毎朝じっくり考える人はいない．
[*4] 宝くじを買うという行動は，熟慮システムからすれば全く受け入れられない．損をする確率が圧倒的に高いからである．しかし，情緒・経験則システムからすれば，当たったときへの期待感や当たるか否かというゲーム性・ギャンブル性などが優先され，条件反射的に買ってしまうのである．一等賞が出たような，人気の宝くじ屋にできる行列も不合理だ．どこの店で買おうと当たる確率はまったく同じだからだ．冷静に考えればそうなのだが，店先の「当店から1等3億円出ました」の張り紙やそこにできている行列を見てしまうと「なんかここで買うと当たりそう」と思ってしまう．それがお店の戦略．

II 健康格差対策の進め方　5つの視点

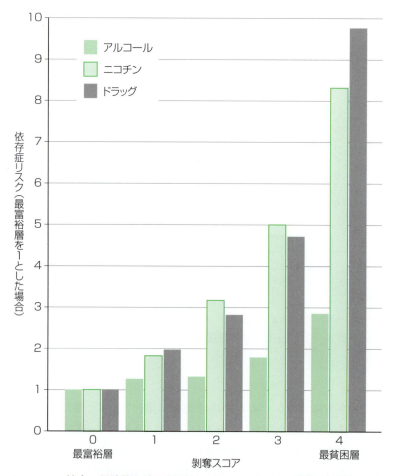

図II-27　社会・経済的困窮とアルコール・ニコチン・薬物依存の危険性　生活困窮度別の依存症者の割合のオッズ比（英国，1993年）
〔WHO健康都市研究協力センター　日本健康都市学会（訳）：健康の社会的決定要因―確かな事実の探求（第二版）．p.25 ④ 7，健康都推進会議，2003より著者訳〕

（図II-26）．一方，脳内では，ストレスホルモンが脳へフィードバックして，瞬時の判断が可能な「情緒・経験則システム」が優位になる[*5]．戦うのか逃げるのか，これまでの経験からとっさに判断する情緒・経験則システムの出番となる．

　生活に困窮している人の多くは，慢性的に（熊と出合ったときのような）ストレス状態に置かれているため，「おいしそう！」「楽しそう！」という条件反射や「いつものチョイスでいいや」という惰性の選択をしてしまいがちになる．

　実際，生活に困窮している人ほど不健康だが，今すぐに快楽を得られるような

[*5] 今まさに熊が牙をむいて突進してくるとき，「熊と自分との距離，熊パンチの到達予想時間，地形，熊の大きさなどあらゆる情報を整理すると，地面の棒をとって応戦して勝てる確率は○○％，逃げて助かる確率は○○％…」などと熟慮システムを回転させている時間はない．

視点4 健康に無関心な人にも効果的な戦略

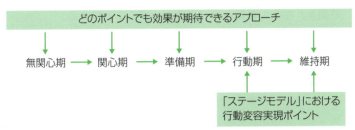

図Ⅱ-28 どんなステージにいる人にも「効く」しかけづくりを

行動をとりやすいことが知られている．ドラッグ・アルコール・ニコチン…これらはいずれも，社会経済状況が悪いほど中毒者が多い（図Ⅱ-27）．将来の健康よりも目の前の苦難から逃げられる手段を選んでいる結果と言えるだろう[6-8]．

以上より，健康に無関心な人々，いわば「健康無関心層」ともいえる人々への対策は，健康格差対策にほかならない．今こそ，健康無関心層に振り向いてもらう環境づくり，しかけづくりが必要である．そのようなしかけであれば，ステージモデルの「無関心期」の人々の行動も変えられるかもしれない（図Ⅱ-28）．

 健康づくりは「将来への投資」

> 健康づくりは，いわば数十年後という遠い将来の自分への投資行動である．しかも，投資の効果がすぐには見えにくい．たばこをやめても，今すぐに元気になるわけではない．日々の積み重ねがジワリジワリと効いてきて，しっかりと取り組んだ者だけが数十年後にその投資効果を享受できるという厄介なシロモノだ．
>
> 素晴らしい仲間や家族，そして友人に囲まれ，ゆとりのある生活を送っている人は，今の生活を20年先も続けたいと願い，昼ご飯には，ちょっと物足りないが，ヘルシーな選択をするかもしれない．他方，単身都会に出たはいいが，仕事がうまくいかず失業し，頼れる友人もいないような人はどうだろう．次の仕事が見つからない焦燥感の中で，将来の健康を気遣う心のゆとりをもてる人は多くないだろう．

健康に無関心な集団への対策とは？

社会環境の整備が「正攻法」

「誰もが健康でいられる社会環境を」という公衆衛生の理念からすれば，健康に無関心な人々に"効く"戦略で最も重要なのは，社会環境の整備である．教育，医療制度，税や生活保護などの所得再分配の仕組みを充実することで，社会的なリスクそのものを低減する長期的な取り組みが求められる．「傾斜をつけたユニバーサル・アプローチ」に則って，社会的に不利な度合いに応じて対策を強化しつつ，すべての人々がしっかりとカバーされるような保健対策や社会保障制度の

II 健康格差対策の進め方　5つの視点

整備を，幅広い組織連携により実現することである．

健康的な行動を促すしかけも大切

　しかし，手厚い社会保障だけでは，健康に無関心な人を健康にすることはできない．実際，残念なことだが，世界一手厚い社会保障の国，スウェーデンにも厳然として健康格差が存在することが知られている[10]．健康に無関心であれば，いくら健診などの保健サービスを無料にしたとしても，そのサービスにそもそも関心がないので使ってもらえないからである．健康のためには先立つものが必要だから，生活保護を受けましょう，と論理的に説明しても，「人様のご厄介にはならない」「行政は嫌い」などと，かたくなに，せっかくの社会保障制度を拒む人もいる．何とか説得に成功して生活保護制度で現金を給付しても，健康に無関心であれば，健康のために野菜を買うのではなく大好きなフライドチキンにコーラ，酒・たばこといった嗜好品やギャンブルに使いこんでしまうかもしれない．

　そのため，資源（お金や時間）を，できるだけ「使ってもらいたいもの」つまり「健康的な食べ物やサービス」につぎ込んでもらうための「しかけ」や「仕組み」が求められるのである．そのような，健康格差に対応するための環境整備のアプローチには次の2つが考えられる．

①健康的な選択へのインセンティブの提供
②健康的な選択のバリアを下げる・アクセスをよくする

1 健康的な選択へのインセンティブの提供

　健康的な選択をしたくなるようなインセンティブ（意欲をひき出す刺激や動機づけ）を与える戦略が注目されている．よくあるのはポイント制度やクーポン券などを健康づくりの場に応用するアプローチだ．自治体の健診を受けたり，健康イベントやウォーキングなどをするとポイントが溜まったり，地域で買い物や飲食ができる金券がもらえるといった活動が広がってきている．多くは地域の企業や小売店，商工会と連携して行われている．

＜事例＞健康行動をとりたくなるインセンティブの例

〔例1〕健診を受けるとレストランで1,000円引き．ウォーキングでマイレージもたまる

　三島市では，「健幸マイレージ」制度を実施している．日々のウォーキングやイベント参加でポイントがたまり，ポイントがたまると抽選で地場産品などのプレゼントが当たる．例年4,000人近くが参加しているという．

　ほかにも，事業所や企業との「健康づくり協定」のもと，多様なインセンティブ付与による「健康無関心層へのアプローチ」を行っている．例えば，住民健診に行くと特定のドラッグストアチェーン店で使えるポイントが500円分もらえたり，レストランチェーンで使える金券1,000円分がもらえる（図Ⅱ-29）．健診には興味なくても，金券目当てに健診を受けてくれる人が増えることを期待しているのである．金券はすべて店の負担であり，公的資金は使われていない．店としてもお客さんが増えてくれれば助かるというwin-winの戦略である．

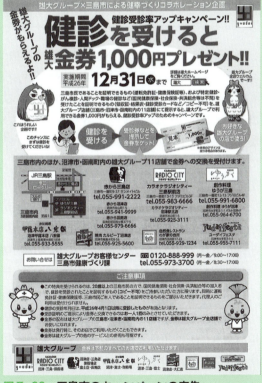

図Ⅱ-29　三島市のキャンペーンの広告

II 健康格差対策の進め方 5つの視点

> 〔例2〕痩せると家賃が下がるアパート
> 　大阪にある女性向けシェアハウスLadys Share House B&D[*6]は，3か月ごとに体重測定があり，1キロ増減ごとに家賃が1,000円変動する．ダイエット中の女性をターゲットとした不動産商品だ．プロのエステティシャンによる講習会やエステサロンの割引など，サービスが充実している．その一方で，ポテトチップスや炭酸飲料も無料で提供されている（誘惑に負けない強い心をつくることが目的とのこと）．主に美容目的の顧客に対する戦略だが，保健対策にも応用できそうである．
>
> 〔例3〕ポイント・インセンティブによる運動推進プログラムの費用対効果
> 　米国のある企業による「ロイヤリティ・カード（ポイントカード）」を使った運動プログラムに対して，参加者のQOLや，日々の仕事の生産性などを計測して，費用対効果分析が行われた．その結果，毎日の運動時間に応じてポイントが加算されるプログラム群では，通常のグループよりも3か月後，6か月後の運動量が統計的に有意に多く，費用対効果も，統計的に有意ではないが，カード群のほうが良好である可能性が示された[11]．

　インセンティブ（意欲をひき出す刺激や動機づけ）の活用に関しては，コンビニエンスストアなどのポイントカードや公共交通機関のIDカードを活用した取り組みが今後大きく普及しそうなきざしがある．IDカードシステムは今や巨大な情報インフラとなっている．各社が発行するカードが互いに利用できるようになったため，1枚のカードでさまざまなサービスを受けられる．これを活用して，健診や健康イベントなどでもポイントがためられるようにすることで，市民を健康的な活動に勧誘する仕組みだ．
　一点懸念されるのは，猫も杓子もポイントカードという状態になってしまうと，ほかのサービスとの差別化ができなくなり，飽きられてしまうのではないかという点だ．今後の動向を注視していく必要がある[*7]．

2 健康的な選択のバリアを下げる・アクセスをよくする

　手軽でアクセスのよいサービスほど使われる．例えば健診会場が自宅の目の前にある人と，10キロ先にある人では，健診に行くかどうかの判断がずいぶん違うことだろう．健康信念モデルや計画行動モデルにおいても，自分がその行動を

[*6] https://sharehouse.in/jpn/house/detail/1010/
[*7] 猫も杓子もポイントサービスとなってしまったあとは，ポイントのあり方をいち早く変えていくなどして差別化をはかっていく必要が出てくるだろう．

行えると思うかどうか（自己効力感をもてるかどうか）に，バリアの大きさやアクセスの容易さが強くかかわってくる．

　保健サービスも同様である．健診会場を増やしたり，開催日を増やしたりといった工夫は各方面でなされている．最近ではさらに，ショッピングモールなどで頻回に行う簡易「出前健診」なども行われている．健康づくり推進員などの市民ボランティアによる「健康相談会」も，きっかけづくりになったり，そういったボランティアの人とのつながりづくりの点で効果があるかもしれない．

　より本格的な，物理的な環境整備の例としては，住宅地内の公園整備や自転車道，歩きやすい歩道やウォーキングのための遊歩道の整備がある．歩きやすい環境に住む人ほど，実際にウォーキングなど運動を行っていて健康リスクも少ない，というエビデンスがある[12,13]．

　医療機関の受診に関しても「バリアの低減」は重要だ．例えば，現在多くの自治体が子どもの医療費を減免したり無料にしたりするサービスを展開している．低所得の世帯には大変ありがたい制度である．これには子どもが受診したときに医療機関の窓口でいったん払って後日還付される方式（還付式）と，窓口で元から払う必要のない方式（窓口無料式）がある．最終的には金銭的な負担はいずれも同じだが，前者のように「一度支払う」という負担は無視できない．実際に一度支払うことができないくらいに困窮している人もいれば，心理的な負担感で受診をためらうこともありうる．このように免除の仕方により心理的なバリアが大きく異なり，それが医療サービスを使うか否かの選択にも影響することも知っておきたい[*8]．

　反対に，不健康な選択肢のバリアを上げ，アクセスしにくくしたり，その製品への関心を引きにくくすることもできる．たばこの自動販売機を撤去したり，メディアでの宣伝を規制したり，健康リスクの注意喚起を義務付けたり，喫煙場所を制限したりといった環境整備である[*9]．

[*8] 費用面が絡む場合，議論はデリケート．例えば，日本のように自由に診察を受けられる状態で医療費を窓口無料にすると，「タダだから」といって過剰に受診する人が増えるといった問題を引き起こす（いわゆるモラルハザードの問題）．

[*9] 我が家では土曜日を「アイスの日」として，それ以外の日にはアイスクリームは常備しないルールにしている．違反した人に次週の「アイスの日」は訪れない．

II 健康格差対策の進め方 5つの視点

<事例>健康に無関心な人へ，健康的な選択を促すしかけ

〔例1〕「来ないなら，行こう」ケアプロ株式会社

ショッピングモールや駅中など，さまざまな場所で出張による安価な健康チェックサービスを提供する「ワンコイン健診」の草分けであるケアプロ株式会社では，健康格差対策の観点から，パチンコ店など，さまざまな場所での営業を行っている．また，健康に普段関心がない人が「思わず健診を受けたくなる」ような呼び込みのしかけを活用して成果を上げている（図Ⅱ-30）．

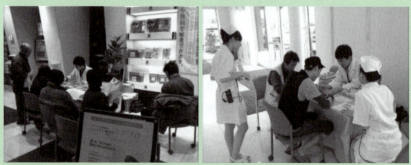

図Ⅱ-30 ケアプロのパチンコ店での営業風景
（左）通常の対応．（右）呼び込みのスタッフを配置した場合の対応．筆者らのデータ分析によると，右の対応のときのほうが，サービス利用者における無職者と国民健康保険の保持者の割合が統計的に有意に多かった[14]．参考URL：http://carepro.co.jp/blog_20140530/
〔写真提供：ケアプロ株式会社〕

〔例2〕「住んでいれば自然と野菜摂取が増えるまちづくり」足立区の糖尿病格差対策

東京都足立区は，健康寿命が23区平均よりも2歳短い，ということを前面に出した啓発活動を進め（図Ⅱ-31），そのうえで，特に低所得者層で深刻な糖尿病対策として「ベジタベライフ」活動を進めている．野菜摂取量の増加と野菜から食べ始める（血糖の急な上昇の防止のため）という行動の普及を目指し，区内の飲食店数百件と協定を結び野菜メニューの充実（図Ⅱ-32）や地元野菜を活用したイベントの景品を配るなどの環境整備に取り組んでいる[15]*10．

2016（平成28）年の食育月間には，「ちょっとお得に50円引き」キャンペーンを展開した．野菜ましメニューを50円引きにすることで野菜へのバリアを下げる試みである（図Ⅱ-33）．

---

*10 足立区の健康格差対策については，医療科学研究所発行の「健康格差対策の7原則」の解説編に詳しい（http://www.iken.org/project/sdh/project2014.html）．

視点4 健康に無関心な人にも効果的な戦略

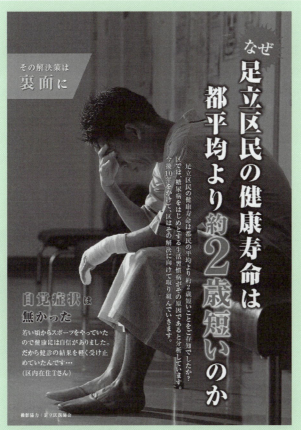

図Ⅱ-31 足立区のポスター
平成25年度東京都広報コンクール「広報紙部門：最優秀」を受賞．
〔足立区ウェブサイトより〕

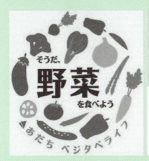

図Ⅱ-32 ベジタベ協賛店のマーク

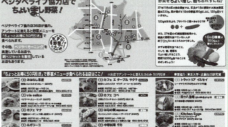

図Ⅱ-33 2016年の食育月間のチラシ中折りの紙面
「野菜ましメニュー」を期間中50円引きで提供している飲食店の紹介がされている．
〔資料提供：足立区〕

II 健康格差対策の進め方 5つの視点

〔例3〕健康を守るための各国の宣伝規制

　日本の宣伝規制は先進諸外国に比べると緩い印象があるが，諸外国では，たばこやアルコール類，ファストフードのマスメディアを用いた宣伝や飲酒場所を規制する国は多い[*11]．オーストラリアでは，銘柄ごとにたばこのパッケージを変えることを禁止して，パッケージから一切のデザイン的な要素を排除する法律が2012年に成立した．箱の色・ブランド名のフォントやサイズ・位置まで規定されている．画像付きの警告表示の面積も指定している（図Ⅱ-34）．

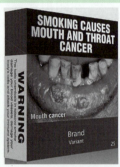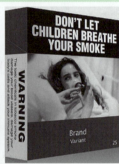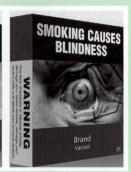

図Ⅱ-34　オーストラリアのたばこのプレーンパッケージ
どのブランドも同じデザイン．
〔http://www.thestar.com/news/world/2011/06/27/outraged_tobacco_giant_sues_australia_over_cigarette_labels.html より〕

[*11] 米国のほとんどの州では野外で飲酒できない．ワシントンDCの桜並木は有名だが上野公園でみなさんが興じているような宴会はできない．

たばこや不健康な食品への課税は健康格差対策になるか？

　たばこ税の保健上のねらいは，本来，喫煙率を下げて国民の健康を保つことである．たばこ税は喫煙の格差を減らす効果もある．たばこの価格が上がれば，所得が低い人ほどたばこを買いづらくなるからだ．「視点1」で示した傾斜をつけたユニバーサル・アプローチの考え方にもあっている．

　ただし注意点もある．特に依存症の人への対応である．例えばニコチン依存症の人の場合，たばこの価格をいくら上げてもたばこを買い続けることになり，家計をさらに圧迫してしまう．ギャンブル同様，収入の大部分をたばこに費やすような事態になれば，生活を脅かすことになる．これを裏付けるデータもある．日本では2010（平成22）年にたばこの値上げが行われ，主要ブランドの価格が20円上昇した．Tabuchiらの研究によれば，値上げ後，最も所得が低い群で喫煙の再開が最も少なかった一方で，たばこをやめた割合については，ヘビースモーカーと失業者ではほかの集団に比べて少なかった[16]．ニコチン中毒や，失業という強いストレス下にあっては，（少なくとも20円程度の値上げでは）価格よりも「吸いたい」という欲求のほうが勝ってしまうのかもしれない．たばこ税の値上げをする場合は，ニコチン中毒者や強い社会ストレスを抱えている人々に対する追加の対応を合わせて行うことが必要だろう．

　保健対策のために特定の食品などに課税したり，アクセスを制限する国は少なくない．酒税はたばこ税と並ぶよく知られた事例だろう．スウェーデンは過去にアルコール依存症者の増加に悩まされ，酒税を厳しくかけただけでなく，今では政府直轄の店でしか強いアルコール飲料は購入できない*12．

　ほかにも，砂糖税・脂肪税・ソーダ（加糖飲料）税・ジャンクフード税などの導入が各国で試みられている．課税により当該食品の摂取を減少させ，肥満を減少させる可能性も示されている[17,18]．社会弱者への効果がより大きい可能性も示唆されている[17,19,20]．

＊12 アルコール3.5％以上のものは政府の専売店でしか買えない（一方海外からの持ち込みは自由．フィンランドとの国際航路の船内には巨大な免税店があり，酒を"爆買い"する乗船客の列ができていた）．

認知バイアスを活用して「思わず健康に」

●人の一見おかしな行動様式を逆手にとる戦略

　「わかっちゃいるけど，ついついやってしまう…」そのような感情的・衝動的な傾向は，とかく保健指導の際の妨げと思われがちだ．理屈が通らない人に保健指導したあと，「あの人，全然言うこと聞いてくれなくてね…」と同僚につい愚痴を言ってしまうこともある．

　しかし，ここで発想を転換していただきたい．何はともあれ，私たちは感情で動いているのだ．健康づくりは個人の努力と合理的な選択が絶対条件なのだろうか？　努力しなくても，衝動的な選択をしてしまったとしても，結果として健康的な選択をしてしまえばいいではないか．そのように，「思わず」健康的な選択をしてしまうようなしかけをつくれば，もっと楽に健康づくりができるようにな

II 健康格差対策の進め方 5つの視点

らないだろうか？

そんな考えを現実のものとすべく，まずは私たちの選択行動に大きな影響を与えている情緒・経験則システムによる"誤った認知"，つまり「認知バイアス」の効果について理解しよう．認知バイアスを逆手にとって，健康行動を起こしやすいしかけづくりをしてみよう．

私たちの判断を不合理にしてしまう「認知バイアス」には，主に次のようなものがある[*13]．

1 フレーミング効果（framing effect）

人は"見た目"に騙される．人は通常，ある値や状況を基準として選択肢を相対的に評価して選ぶ．今，あなたが重大な病気を患っているとする．医師から「治療法Aの場合，100人のうち10人が5年以内に死亡します．治療法Bの場合，90％の確率で5年生存します」と説明されたとしよう．あなたはどちらの治療法を選択するだろうか．

このような場合「90％の確率で5年生きられる」とするBのほうを選びたくなる人が多いことが知られている．冷静に考えれば，両方とも治療成績は全く同じであることに気づくだろう．しかし，このように，表現の仕方や見た目で基準（フレーム）を変えると判断も異なってくるのが「フレーミング効果」である．

2 損失回避バイアス（loss aversion）

多くの人は，同じ価値のカネやモノでも，それを得る場合と損をする場合とでは，損をする場合のほうに強く反応する．例えば1,000円を得ることよりも，1,000円を失うことのほうを避けたがる．勝ったら10,000円，負けたら7,000円という賭けを提案された場合，50％の確率で勝てるとすると得する確率のほうが高いのだが，ためらう人は多い．

3 利用可能性バイアス（availability heuristics）

人はイメージしやすいものを優先する傾向がある．普段は災害への備えなどに無頓着な人が，テレビの災害のニュースを見て急いで備えを整える，といった行為である．これは「楽観的判断」や「自信過剰傾向」としても知られている．イメージしにくい，身近でない事柄や遠い将来のことについては，それが起きる確率を過小評価しがちになる．現在2人に1人が生涯のうちにがんを罹患することが知られているが，多くの人が「自分はがんになるわけない」と感じている．30年以内にかなりの確率で大地震が起きるといわれている地域でも，多くの人が

[*13] 実際のところはそれぞれの概念にはオーバーラップもあり，学術的にも十分整理されていない．

「自分の住んでいるところは大丈夫」と感じ，地震への備えが不十分になっていたりする．

4 自己中心性バイアス

自分が思っているほど，実は周囲は自分に気を配ってない，という意識のずれのこと．シャツに小さなシミがついていたとしても，それに気づく人は少ないが，自分では「誰かに見られるのではないか，みっともない」と感じてしまう．

5 集団同調性バイアス

みんながやっていると，自分もそれに追従したくなる効果．有名人や権威のある人の振る舞いを無条件に受け入れてしまうような効果もある（ハロー効果とよぶ[*14]）．禁煙の成功者からのアドバイスや，著名人などを起用した保健キャンペーンなど，この効果は現状でも広く活用されている．

あなたの認知バイアスを知ろう

次の問題に答えてみよう．

問題① ある仕事をして，報酬をもらうことになりました．報酬の受け取り方に関して2パターンが提示されました．あなたならどちらを選択しますか？
1) 確実に30万円もらえる
2) 40万円を得る確率が80％のくじ引きをする（20％の確率で何ももらえない）

問題② では，次の場合，どちらを選びますか？
1) 25％の確率で30万円獲得
2) 20％の確率で40万円獲得

問題③ あなたは仕事で失敗しました．罰金を支払わなければなりません．支払い方について，次の2通りを提示されました．どちらを選びますか？
1) 30万円支払う
2) 40万円支払う確率が80％のくじ引きをする（20％の確率で支払わなくてよい）

問題④ では，次の場合，どちらを選びますか？
1) 25％の確率で30万円支払うくじ引きをする（75％の確率で支払わなくてよい）
2) 20％の確率で40万円支払うくじ引きをする（80％の確率で支払わなくてよい）

答えは次ページにあります．よく考えてから読んでください．

＊14 ハロー（halo）とは「後光」という意味．

II 健康格差対策の進め方 5つの視点

答え：損得の大きさと確率のかけあわせで考えた場合この4つはすべて同じ結果となります．

もしすべての回答で1）あるいは2）いずれかを一貫して選んだあなたはコンピューターのように合理的な人間です！ おめでとうございます．あなたのように感情に左右されず合理的に損得勘定ができる人を「ホモ・エコノミクス（経済人）」といいます．

一方，多くの人は回答が混在したことでしょう．そんなあなたは，損得感情に左右されて"不合理"な選択をしてしまったと言わざるを得ません．そういうあなたを「ホモ・サピエンス」といいます．③④は①②の裏返しであることはすぐにわかると思います．お金をもらえるのか，損をするのかの違いです．通常「損失バイアス」のせいで③④のときのほうが感情的に判断をしがちになるといわれています．ここでホモ・サピエンスとは「ヒト」そのものを示す言葉であることを思い出していただきたいです．その通り，あなたは普通の感覚を持った生きた人間です．「ホモ・エコノミクス」というある種カンペキな判断をできる，という設定のほうが非現実的といっていいでしょう．

このように，通常の人であれば誰もが認知バイアスをもっています．そういったより自然な人間の行動に沿うような健康づくりを進めたいものです．それが健康格差対策にもつながるのだと思います．

＜事例＞認知バイアスを利用した対策

〔例1〕禁煙者による「禁煙のコツ」キャンペーン

みんながそうしている，と思わせることで集団同調性バイアスやハロー効果を活用した保健対策の事例がある．2012年に米国疾病予防コントロールセンター（CDC）が実施したたばこ対策キャンペーンでは，「禁煙成功者による禁煙のコツ（The Tips From Former Smokers）」キャンペーンが行われた．報告によると，従来の（誰のおすすめかはっきりしない知識の普及）キャンペーンに比べて12％効果が高かったという．年間17,109名の命が救われた計算になる．費用対効果は4,800万ドルに及び，1人が禁煙するのに必要なコストは268ドルと推計された[21]．

〔例2〕冷静なうちに，"ストレスフルなとき"，"ダメなとき"の自分の行動をコントロールする

お金のやりくりはとても頭を使う．特にストレスがかかっているときは難しい．西ケニアの貧しい農民たちの中にも，いつもお金のやりくりに困っている人たちがいる．本来，農業というのはとても論理的で計画的な作業の連続である．いつ肥料を施して，種をまき，世話をして，時期を逃さず収穫するかを綿密に計画しなくてはならない．しかし，貧しく，気持ちにゆとりのない農民にとって特に難しいのが肥料の購入である．収穫したばかりのときは「来年はもっと肥料を買って使えば収穫高も上がって楽ができる」ということを知ってはいるのだが，いざ種まきの時期になると，もはや現金が底を

つきかけて肥料を買うゆとりがなくなってしまうからである.

行動経済学者のデュフロらは,この状況を打開するために,銀行と協力して「肥料購入キャンペーン」を収穫直後の時期に合わせて展開する社会実験を行った.経済的にも心理的にもゆとりがある収穫直後に,割引価格で肥料が買えるキャンペーンをしたのである.買った肥料は種まき前の適切な時期に各農家の家まで届けられる仕組みだ.その結果,多くの農民が実際にそれを購入したという.

貧困状態に陥ると認知力が低下することが示されている[22].一方で,収穫があった,収入が入ったなどで,気持ちがポジティブになると,認知能力や論理的思考力が上がることも知られている[23].そういう時期を見計らって,必要なことにしっかり投資してもらうよう誘導をすることで,社会弱者の生活を改善できることを示すよい事例である.

この方式が効果をもつもう1つの理由が「肥料を買うという目的にしか使えない」ように,経済的にも心理的にもゆとりがあるうちにお金の使い方を自ら限定することである.それを銀行や企業が手助けする仕組みを提供したのである.

同じようなサービスで,欧米のデパートには「クリスマス積み立て」というのがある.クリスマスに大量のプレゼントを買って家族や親戚に配らなくてはいけないが,一気に支払うのは大変.そこで多くのデパートが「クリスマス前の時期だけ,そのデパートでだけ使える積み立て口座」というサービスを行っている.客にとっては通常より格安で買えるなどのメリットもある.デパートはそうやって客の囲い込みをするのだが,こつこつ自分で積み立てるのが苦手な客にとってはありがたいサービスである.

〔例3〕依存症対策への応用:購入禁止者リストに登録してもらう

保健分野への応用例としては,依存症患者対策がある.アルコール依存症患者に,治療中など禁断症状がなく冷静なときに,自らお酒を買いに行けないような"契約"を交わしてもらうのである.どうやってそんなことが可能だろう?

例えば,医療機関と地域の小売店とが提携して,契約した患者の情報を地域のアルコール飲料販売店で共有する.その人が誘惑に負けて酒を買いに行くと,小売店が「待った」をかける.「あなたは酒をもう買わないという契約を結んで,この店の"酒を売ってはいけない顧客リスト"に登録されているからうちではお酒は売れません」といって拒否するのである.買いたくても

買えない状況を，冷静なうちに先回りして自ら仕組んでおく，その手助けをするというわけだ．

　酒を買うときに年齢確認のIDを見せる必要がある国は多い．そういったところならば，店でID情報をスキャンすると自動的に売ってはいけない客かどうかが判断できるような仕組みづくりも可能だろう．同じように，禁煙支援にも応用できそうだ．「タスポ」に，禁煙している情報を入力すると，店でタスポを提示すると販売してくれないような仕組みである．

　残念ながら日本では，アルコールやたばこの販売時の年齢確認の制度がかなり不十分であり，今の状態ではこのような取り組みは難しいだろう[*15]．一方，米国など，たばこや酒の購入時や，カジノなど大人向けの施設に入るときに必ずIDの提示を求められる国では，十分応用可能だ．事実，米ミズーリ州では1996年からギャンブル中毒者に対する「カジノ出入り禁止登録」を実施している．カジノに行きたくなってふらりと立ち寄っても，店側が入店を拒否してくれるのである．

"敵"に学ぼう

　こういう「認知バイアス効果」の数々を最も巧みに活用している人たちが誰か，ご存じだろうか．それは，あなたが毎日のようにお世話になっているコンビニエンスストアやスーパーの経営者であり，そこに陳列されている商品をつくっているメーカーである．表現は悪いが，私たちは日々，ある意味"だまされて"さまざまなものを購入していると言えるかもしれない．彼らの中にはたばこやファストフード店など，保健の"敵"ともなる業種も含まれている．

　①**心理会計**：例えば，「心理会計」という言葉がある．同じ価値の金銭でも目的や利用法の違いで判断が変わることを意味する[*16]．100万円の車を買うときに8万円のオプションをつけるのは気にならないが，600円のラーメンに200円をプラスしてチャーシューメンに変えるのは躊躇するのが私たちである．価格が上がると，金銭感覚がおかしくなり，つい無駄遣いしてしまう．この心理会計を活用しているのが，ボーナス期の売り出しキャンペーンである．30万円の給料が出たあと10万円のバッグを衝動買いしたことを後悔する人も，それがボーナスのあとだったら，「ま，自分へのご褒美ということで」とか何とか言って反省の色もない．デパートは私たちの財布のひもが緩みやすいのがいつか，そして多少

＊15 まずはしっかりと有効性のある制度設計をしてもらいたい．
＊16 心理会計はフレーミング効果の一種といえる．

無理な買い物をしてもらっても満足してくれるのはいつかを心得ているのである．

②**現状維持バイアス**：もう1つの例を挙げよう．「現状維持バイアス」というものがある．一度得た状況を維持したいと思う心理である．値段は同じなのに，つい「いつもの店」で買ってしまうという心理である．これを利用しているのが携帯電話会社だ．消費者は現状維持バイアスのせいで一度決めた携帯電話会社を変えることを嫌う．通信会社はこれを知っているので，とにかく「一度契約してもらう」ことが顧客の囲い込みのための重要なポイントと考え，そのためのさまざまな勧誘テクニックを使っている．例えば「機種代金0円！」「始めの3か月間無料！」といったキャンペーンがこれにあたる．

③**アンカリング効果**：さらに「アンカリング効果」は，はじめに与えられた情報に判断が引っ張られる効果のことだ[*17]．昼ごはんのとき，間違って高級な店に入ってしまったとしよう．2,000円近くするメニューが並んでいる中に1,300円のカレーライスがあるのを見つけると「安い！」と思ってしまう．よく考えればカレーで1,300円というのはかなりいい値段だ．多くの小売ビジネスはこれを活用している．「今だけ！フレンチのフルコース 20,000円→8,000円！」といった看板をよく見かけるが，だまされてはいけない（！）．シェフはもともと8,000円相当の料理しか出す気はないかもしれない．

実はこのフレンチレストランの「今だけ！」戦略は，「損失回避バイアス」も応用している．「季節限定！ ○○プリンパフェ 500円」みたいな商品もその類だ．冷静に考えればコンビニで500円のデザートは高い．ところが，季節限定！と言われると熟慮システムがマヒしてしまい，「買わなきゃ損」と思いどうにも買わずにはおれなくなってしまう．

④**さまざまな販売テクニック**：これら以外にも，明確な理論化はされていないが，人の心理を突いたしたたかな「販売テクニック」は数多く提唱されている．デパートの売り子やテレビショッピングから詐欺師まで，人の心を動かそうとする職種であれば誰もが少なからずそれらを活用している．

例えば「ドアに足をはさむ」という意味のフットインザドア（foot in the door, 多段階要求法）は，訪問販売のテクニックである．「ちょっと待って，奥さん，お話だけでも」とドアに足をはさむ訪問販売員のアレだ．ほかにも「まずはお茶でも」「メールアドレスだけでもお聞かせ願えませんか」なども同様の手口である．そこを入口に，じわじわと本題に入っていく．

ドアインザフェイス（door in the face, 過大要求法）というのもある．常識外れの要求をして一度断られる．そのあとで「そうですか…ではこれくらいならど

[*17] アンカリングとは，船のいかり（アンカー）をおろすように「そこに固定する」という意味．

II 健康格差対策の進め方　5つの視点

うでしょう？」と現実的な提案をする．相手の期待に応えたいという心理をついた作戦である．

健康サービスを"売る"という視点で

たばこ・酒・スナック・清涼飲料水など，健康づくりを進める側からすると"敵"となる場合もある各種商品メーカーやその小売店も当然これらのテクニックを使っている．例えば「今だけ！」「20％増量！」といった宣伝文句である．比べて，私たち公衆衛生側のアプローチのなんと実直で味気ないことか．ポテトチップスの袋の裏側に小さくカロリーや成分表示をするという，「熟慮システム」に訴えるものだけだ．

このように，残念ながら，従来の公衆衛生対策には対象者の感情（＝情緒・経験則システム）に訴えるアプローチが乏しい．これはもったいない．"敵"をみならい，もっと「健康サービス」を"売る"工夫をすべきだろう．相手が「いらない」「興味ない」と思っていても買わせる商売のプロのように，健康無関心層に働きかける姿勢が必要ではないだろうか[*18]．あなたが衝動買いしたときに「なぜ買っちゃったんだろう？」をよく考えると，健康格差対策に応用できるよいアイデアが生まれるかもしれない．自分をひっかけたスゴ腕商売人のワザを逆手にとって，ユニークなアイデアのしかけをつくりたいものだ．

> **＜ポイント＞**
> - 「情緒・経験則システム」に訴える戦略は健康格差対策に有益
> - 固定観念にとらわれないアイデアで，これまで声が届きにくかった人々を魅了しよう

マーケティング：「モノを売る」理論

「モノを売る」ときに重要になるのが，マーケティングである．筆者はマーケティングの専門家ではなく，正直，聞きかじりの知識であるが，「エッセンス」だけでも知っておくと役立つだろう．

マーケティングとは，顧客が求める価値を創造する一連のプロセスや戦略のことをいう．マーケティングには3つのエッセンスがある．

[*18] お店と私たちとでは本気度が違う．店は売れなければつぶれる．一方私たちは，怠ければ怠けるほど，不健康な人が増えて仕事が忙しくなる．気をひきしめていかなければ，"敵"に勝つことはできないだろう．

視点4　健康に無関心な人にも効果的な戦略

1 エッセンスその1：顧客が欲しいのは商品（健康サービス）ではない

　ポテトチップスを買うのは，ポテトチップスが欲しいからではない．ポテトチップスを食べて「おいしい！」と感じる経験が欲しいのである．保健医療サービスも同じ．健診を受ける理由の中には，単に健診を受けたいのではなくて，健診で健康状態を知ったり，しばらく健康でいられそうだという安心感が欲しいからという人もいれば，健診を受けると商店街のクーポン券がもらえるからという人もいるだろう．毎年受付で笑顔を見せてくれる素敵なスタッフに会うことが目的の人もいるかもしれない．「買い手」が欲しいのは何なのか？　何に魅力を感じるのかを理解することが重要である．

2 エッセンスその2：「買い手」の個別化とターゲットの絞り込み

　欲しいものや魅力に感じることは，「買い手」によって違う．十分な調査と情報収集（マーケティング調査）により，人々を背景や特徴別に分類し，どんな人が何に魅力を感じるのか，という「個別化」の作業をする．そして，分類別にターゲットを絞り込んで，その人たちが欲しいもの，魅力に感じることを最大限にアピールする「売り方」をする．

　健康に関心がある人なら，直接健診のメリットを伝えて説得すればいい．一方，健康に無関心な人には「健康のために健診を」というメッセージは無効である[19]．

3 エッセンスその3：マーケティングの4P

　4Pは以下の通り．健康に無関心な「あの人」に保健サービスを"買って"もらうために，踏まえておきたい．

　①プロダクト（product）：商品やサービスのこと．売り物をピカピカに磨き上げ，ターゲットである"買い手"にとって魅力的なものにしよう．「あの人」が参加したくなるイベントとは？　薬を飲んでくれない「あの人」が服用を続けられるサービスとは？　そんな視点でサービスを改善していこう[20]．

　②プライス（price）：商品・サービスの価格のこと．「価格」とはお金の値段だけを示すのではない．必要な時間や手間（心理的負担）も含め，商品やサービスを手に入れるために支払うあらゆるコストを意味する．「あの人」はいくらなら

---

[19]「健診を受けましょう」「たばこをやめましょう」「（ドラッグは）ダメ，ぜったい」など，ターゲットを絞り込んでいない問いかけ戦略の効果は限定的と思われる．

[20] 最もターゲットにしたい人々をイメージするために，ターゲットの典型的人物像（ペルソナ）をできるだけ具体的に描き出して，その人が買ってくれる，満足してくれるような商品やサービスを開発して販売しよう，という手法がある．ペルソナマーケティングという．売り手側もできるだけイメージをふくらますことで，より顧客のニーズに合った対応が可能になる．また，同僚や連携相手ともイメージを共有しやすい．

この健康づくりイベントに来てくれるだろう？

③**プロモーション（promotion）**：売り方のこと．「あの人」に振り向いてもらうための"販売戦略"は？ わが町自慢の健康体操をもっと広めるにはどうしたらいい？ 文字通り，健康サービスを売り込む戦略こそが「ヘルスプロモーション」である，といってもいいかもしれない．

④**プレイス（place）**：場所・流通（placement）のこと．つまり，どこでサービスを実施するか，どうやって広く知らしめるかということ．「あの人」にとって，手に入れやすいか？ 気軽に利用できるか？ 歩いて何分だったら，通ってくれるだろう？ p.100のバリアの低減とアクセスの改善とも関連する要素だ．

ブランド戦略の応用：「カッコイイ」と売れる

商品プロモーションにおいて企業が躍起になるのが，ブランディングだ．ブランド化に成功すると，こちらが宣伝しなくても，商品の名前を聞いただけでお客がその価値を"過剰に"評価してくれる．こんなにお得なことはない．宝飾品や自動車といった高価なものから日常の飲み物・食料，そして子ども用のオムツに至るまで，有名な商品はよく売れるし，値崩れしにくい．当然保健サービスにだってブランド戦略は応用できるはずだ．

> **＜事例＞健康サービスのブランディング**
>
> 〔例1〕タニタの「健康企業」ブランド戦略
>
> 　体重計メーカーのタニタは，商売柄「メタボ社員がいては困る」ということで，自社の食堂でヘルシーメニューを提供し始めた．そのレシピをまとめた本が大ヒットして，社名のブランディングに貢献した[21]．最近では「タニタ食堂」「タニタ食堂と共同開発したメニュー」「タニタとのコラボによる
>
>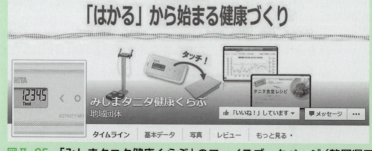
>
> 図Ⅱ-35　「みしまタニタ健康くらぶ」のフェイスブックページ（静岡県三島市）の一部

*21 「会社的に太れません」というレシピ本の裏表紙に書かれた社員の言葉が印象的．

ウォーキング企画」など，ブランドイメージを活用した健康づくり活動が広まっている（図Ⅱ-35）．

〔例2〕足立区：給食をブランドに
　足立区は健康格差対策のためのポピュレーション・アプローチに積極的だ．低所得世帯の子どもには偏食が多い．これを打開するために，「あだち・おいしい給食」プロジェクトを立ち上げた．「日本一おいしい給食」としてブランド化戦略を進めており，インターネットなどで話題となっている．区内の小学校で提供している給食メニューを区役所の最上階レストランで提供したり，人気レシピサイト「クックパッド」に専用ページを開設したりしている（図Ⅱ-36）．

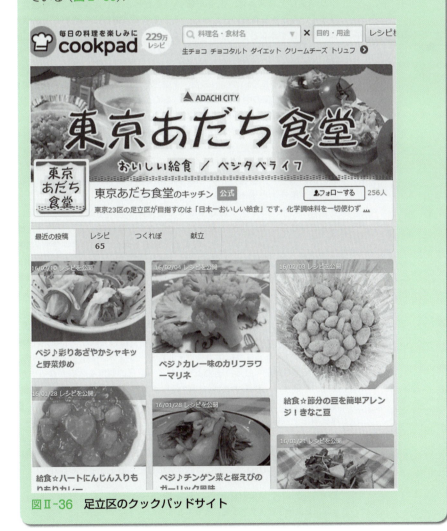

図Ⅱ-36　足立区のクックパッドサイト

健康無関心層へのアプローチと倫理

この節を読んでいて違和感を覚える人もいるかもしれない．人の感情に訴えて思わず行動させるなんて，人をだましているようではないか，と．

実際，倫理的な議論がある[24]．2009年に発刊された『実践 行動経済学（原書名：Nudge：Improving Decisions about Health, Wealth, and Happiness）』はまさに「情緒・経験則システム」を踏まえて健康や福祉を含め，世の中をよりよくしようと訴え，豊富な具体例で解説している良書である[25]．その中で，人々の行動をコントロールする政策をタイプ分けして，倫理面のポイントを議論している．

同書によれば，政策には「自由放任方式（リバタリアニズム）」と「強い規制方式（パターナリズム）」という2つの基本タイプがある．リバタリアニズムでは，「放っておけばうまくいき，結果として皆幸せになる」と考える．政府は基本的に何もせず，市民は完全に自由な選択を自己責任で行う．いわば究極の「小さな政府」タイプである．反対にパターナリズムは「大きな政府」タイプだ．政府などの権力が人々の選択を強く統制し，時に保護する．

リバタリアニズムは，人々が皆いつでもどこでも合理的に損得勘定できるのであれば，うまくいくかもしれない．しかし，そうできずに選択に失敗する人が増えると，そのような人は貧困化するなどしてうまくいかなくなる．一方，パターナリズムでは，弱い立場の人々が守られやすいが，制度を維持するコストがかさむ，選択を強制するので自由がない，制度が現実と合わずサービスの質が落ちるといった懸念がある．つまり，いずれの方式でも，それだけではうまくいかないのだ．そこでこれら双方の問題点の解決のための，いわば"折衷案"として同書の中で提唱されているのが「リバタリアン・パターナリズム」である．

リバタリアン・パターナリズムは，人々の選択の自由を保障する（リバタリアンの要素）が，権力者は人々がよりよい選択をできるように緩やかに誘導する（パターナリズムの要素）というものだ．

ワクチンの普及を例にこの3つの違いを考えよう．まず，リバタリアン式であれば，政府は何もせず，接種したいと思った市民がそれぞれ自費で接種するに任せる．ワクチンの製造や販売も市場原理にゆだねる．この場合，おそらく十分なワクチン接種率は達成できないだろう．ワクチンの効果はすぐに見えるものではないし，健康に対する考え方もさまざまであるため，自分の意志だけでワクチンを接種しようと思う人は限られるからだ．

パターナリズム式でワクチンの普及を進める場合，法律でワクチン接種を義務化することになるだろう．義務化する代わりに，接種費用も政府が負担する．負担分は税金で賄う．このパターナリズム式にした場合，罰則を設けてとことん義務化すれば接種率はかなり高まるかもしれない．ただし，法や規制でがんじがらめにすることのデメリットも大きい．法の網目をくぐり結局接種しない人は必ずいるし，それを取り締まるコストも膨大になる．ワクチンを打ちたくない人たちによる大きな反対運動が起きたりして，社会が混乱する可能性もある[*22]．

リバタリアン・パターナリズムでは，ワクチン接種を義務化しない代わりに，国民がワクチンを受けやすくなるように環境整備をしたり，ワクチン接種サービスへのアクセスをよくするといった取り組みになる．そのようにして，国民の判断を政府がゆるやかに"誘導"するのである．どのように誘導すればいいのだろうか？例えば，ワクチンの価格を大幅に下げたり，接種の機会を増やしたりといった工夫が考えられる．実際多くの国で，重要なワクチンは健康保険で全額賄われているし，低所得者向けの「無料ワクチン接種」キャンペーンも行われたりしている．リバタリアン・パターナリズム型の対策の場合，政府による表向きの「義務化」はないので，ワクチン接種に反対の人々から政府が反感を受ける機会は少なくなるだろう．接種するかしないかは最終的には個々人の自己判断だからである．

*22 1920年代に米国が制定した「禁酒法」は，闇のアルコール市場を生み出し，マフィアが暗躍して社会全体がより不安定になってしまった．

ただし，リバタリアン・パターナリズムにも問題がある．最大の問題は，権力者の誘導が常に正しく，国民にとって利益となる保証がない点である．例えば，ワクチンを打つことは本当に個々人にとって幸福なことなのだろうか？ そういった判断を権力者が入念に考える必要がある．政府に高い倫理観と信頼できる科学的エビデンスが求められるのである．

そもそも，医療と公衆衛生には常に倫理的な議論がつきまとう．例えば，社会全体の集団免疫を獲得するために，ごくわずかとはいえ重篤な副反応によって命を落としたり後遺症を患ったりする人が発生することを「しかたない」とできるだろうか？ このような倫理的議論のほとんどに明確な答えはない．現実に即して，議論して，その時々の何らかの結論を出して進んでいくしか道はないと筆者は思う．健康無関心層へどう対処するか，というこの新しい問題提起に対しても，活動を進めながら継続的に議論していくしかないだろう．

ところで，セイラーらの書籍の原書タイトルであるNudge（ナッジ）とは，英語で「そっと後押しする」といった意味である．水に入りたいけれど，初めてで怖がっている子象を，親象がそっと後ろからつついて「後押し」するようなイメージだ．ヘルスプロモーションにおいても，健康に無関心な人をそっとナッジするような政策が必要だろう．上記のような倫理的議論を続けつつ，効果のある施策が次々と生まれることを願う．

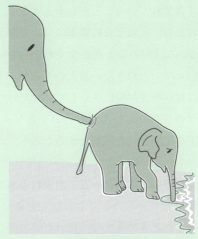

図Ⅱ-37 健康な選択に向けて人々をそっとナッジしてみよう

ゲーミフィケーション：健康づくりを「ゲーム」に

囲碁，将棋，花札，運動会，椅子取りゲーム，ビンゴ大会など私たちのまわりには数多くのゲームがある．あらゆるスポーツには必ずゲーム性があるように，人類は太古の昔からゲームを行ってきたに違いない．それほどに私たちはゲームが好きだ．であれば，健康に無関心な人も，健康的になるゲームならやってくれるかもしれない．保健サービスにゲームの要素を取り入れることで，健康に無関心な人にも行動してもらえないだろうか[26]？

物事をゲームのように"したてる"ことで，人々の参加と継続を促すような工夫のことを「ゲーミフィケーション（gamification）」という．「ゲーム化」といっ

II 健康格差対策の進め方 5つの視点

たほうがなじみやすいだろうか．健康づくりにもゲーム性を取り入れることで，楽しく継続して行動を促すことが期待できる．

「ゲーム」の要素

　ゲームとは，ルールや競争・ゴールを目指すといった要素をもった遊びや楽しみのための活動のことである．多くの人を魅了するゲームには，共通の要素が含まれていることが知られている．過去にはファミコンなどのテレビゲームが一世をふうびした．近年ではインターネットやスマートフォン（スマホ）などの新しいコミュニケーション法の普及に合わせて，いわゆるソーシャルゲームが花盛りである．ゲーム開発者たちは，「どのようなゲームが多くの人を夢中にさせるか」について日々研究をしている．たくさんの人が"ハマる"ゲームの法則を探っているのだ．そのような研究の結果，最近，人気ゲームには以下のような要素が共通して含まれていることがわかってきた．

　これから，それぞれの要素について解説をするが，その前に一言．もしざっと読んでみて「何のことだか全くわからない」と感じたならば，あなたはこの節をぜひ読んでいただきたい最大のターゲットである．とはいえ読んでもわからないのでは健康格差対策に生かしていただけない．そんな場合は，まず家族や同僚からスマホを借りてなんでもいいからゲームをプレイしてみてほしい．10分やれば以下の説明がよく理解できるだろう．

●人々が夢中になるゲームに含まれる9つの要素

　①**競争**：ゲームのとても大切な要素である．競争には多くの人たちが熱中する．勝ったときの達成感，負けた時の悔しさ，そのどちらもが，次のゲームへの強い動機づけとなる．保健活動においては，体重減少や参加回数，ランニング距離などを競ってもらうといった工夫が有効そうだ．

　②**報酬**：達成したときは褒めてもらいたい．ご褒美が欲しい．ゲームに参加（プレイ）をすればするほど，うまくプレイすればするほど，ポイントがたまるなどの「報酬」を提供するのも常套手段である．健診を受けたり，ウォーキングをしたりするともらえる「ポイント」はその好事例だ．報酬は大きいほうがワクワクする．そのため，ポイントを付与するときは，1点，2点よりもケタを増やして大きくみせる，などの工夫をするとよいかもしれない[23]．

　③**ソーシャル**：そもそも相手がいないと競争にならない．相手とのやりとり，

---

[23] 子どもの頃流行したインベーダーゲームでは，敵を倒すごとに1点2点ではなく，数千点単位でスコアが加算されていき，あっという間に数十万点というスコアになる．「なんでケタを上げるのだろう？」と不思議に思ったものだが，ゲーミフィケーションの本を読んで納得した．保健活動のポイントも，ウォーキングしたら1点，2点とケチをせずに，バーンと10,000点さしあげてはどうだろう？

すなわち「ソーシャル」の要素はゲームに不可欠である．対戦相手とのやりとりだけでなく，チーム内でのコミュニケーションも重要な要素だ．コミュニティの中で互いの達成度を報告しあい，協力し励ましあう仕組みに大きな効果があることが知られている．ゲーム外の知人や友人との交流も効果的だ．周りに励ましてもらうのである．ウォーキングやランニングの結果をインターネット上で友人たちと共有することで互いに励まし合ったり，競争しあったりするアプリが最近無数に登場している．

④階級・レベルシステム：プレイ時間やスキル上昇に応じてランキングや「経験値」[24]が上がっていくことも達成感の維持に役立つ．現実社会でも，古くは武道の帯の色や軍隊の昇進制度に採用されている．近年ではさまざまなスポーツの「世界ランキング」など，あらゆる勝負事に階級/レベルシステムがある．近年のオンラインゲームにも「〇〇マイスター」とか，「××レベル」といったレベルシステムが備わっているものが多い．達成感や優越感を刺激する仕組みだ．ウォーキングのイベントなどに参加するほどにレベルアップしていく，一定レベルになると表彰されるなどの仕組みが役立つかもしれない．

⑤ゴールとミッション：倒すべき「敵」や目指すゴール（ウォーキングの到達点），完成させるもの（パズルなど）を設定して，達成感を刺激する．関心のあるものを集めたい（コレクションしたい），何かを完成させたい，という欲求が私たちにはあるらしい[25]．

⑥見える化：自身の状況や順位を「見える化」することはゲームにとって不可欠である．ゲーム化するために絶対的に必要な条件ともいえる．これがないと，レベルアップや報酬をつけることが難しいし，周囲と競い合う際の指標も設定できないからだ．ゲーム性を取り入れるにはまず参加者のステータスをできるだけ数字で表現することが必要だ．トータルの活動量や禁煙の継続日数，イベントへの参加回数など，数字をカウントして，それをわかりやすく示すのである．

⑦フィードバック：見える化した各プレーヤーのステータスをできるだけわかりやすく本人が理解できるように報告する工夫である．「参加者中現在あなたは〇〇位です」「ただいまの勝率は××です」といった情報を提供するなど，達成度や順位をタイムリーにフィードバックすることで，やる気を維持することができる．「測るだけダイエット」はこの点で理にかなっている．認知行動療法におけ

---

[24]「経験値」という言葉はテレビゲーム用語だったが，今ではNHKアナウンサーがゲームに関係ない話題で用いるくらいに普及している．
[25] コレクション欲・コンプリート欲は強力で，注意が必要だ．子どもの頃，駄菓子屋のガチャガチャを1回やったあと，箱の中の同シリーズのほかのおもちゃも全部欲しくなっておこづかいを使い果たした経験はないだろうか．現代のソーシャルゲームでもアプリ内課金のシステムの中で多用されているが，コンプリート系のアイテム課金は未成年者などの過剰な消費を引き起こすとして危険視されて景品表示法で規制されるに至った．

るセルフモニタリングとも関連する．

⑧**くじ引き・ギャンブル**：努力に応じてスコアが上がっていくだけでなく，時々くじ引きやルーレット形式でのスコアアップのチャンスが登場して，当たると大量に得点できるようなしかけがよくある．保健イベント参加に景品を出す場合があるが，もれなく安い景品を渡すより「参加者から抽選で△△が当たる！」として，より高額で魅力的なものを抽選で提供するほうがイベントの魅力が増す場合もある（景品数は大幅に減らせるので，費用面でも有利にできる）．

⑨**ストーリー性**：人は物語に熱中しやすい．健康づくりにもストーリー性があるといい．何らかのストーリーを示して，その中で各プレーヤーが何らかの役割を担っているような状況をつくるのである．後述する「バーチャル東海道の旅」では，参加者は東海道を旅する愉快な2人組，弥次さん・喜多さんにでもなったような気持ちで取り組んでいるのかもしれない．

> **BOX　報酬が高すぎると，思慮が浅くなってゲームに失敗する**
>
> 　ゲーム化に含まれるこれらの要素の学術的定義はさまざまで，まだきれいに理論化されてはいないが，これらの効果を検証する研究が進みつつある．例えば，報酬をあまり上げてしまうと，期待感や不安感のために思慮深い判断ができなくなり，ゲームに失敗することが知られている．行動経済学者アリエリ（Ariely）らがインドで実施した研究では，決まった枠に金属製の複数のピースをはめ込むゲームや，ボード上にある小さな迷路の中にあるボールを，ボードを傾けるなどして転がしてゴールに導くゲームなど6種類をしてもらった．ゲームを始める前に，成功した場合の報酬を知らせたが，報酬額（ルピー）を3段階（4，40，400）に分けて人によって変えた（1ルピーは1.6円ほど）．その結果，最高額を提示した場合はゲームの達成度が有意に低下したという結果であった[27]．大金を期待して冷静さを失った結果と考えられている．
>
> 　保健活動を進める際の「成功報酬」を提示する際には，常識はずれな金額にしてしまうと，思慮深さを失ってむしろ判断を誤ってしまう，といったことが考えられるかもしれない．
>
> 　こういった研究はここ数年の間にようやく始まったという状況であるが，人々の行動を安全にナッジするためにもとても重要だろう．

"ハマる" ゲームの法則

　インターネットやスマホの普及で，広くプレーヤー同士で交流しながら行う，いわゆる「ソーシャルゲーム」が大きなブームとなっている．ソーシャルゲームには，中毒的に夢中にさせる強い力があるという．なぜ人はそういったゲームにハマるのか，どうやったらそのようなゲームをつくることができるか，という観点の研究も進んできている．中毒性をもったゲームは危険なため，「安全にゲーム業界を育成する」という観点でも大切な研究である．

　経営や行動デザインに関する研究を進めるイヤール（Eyal）氏は成功しているソーシャルゲームやオンラインサービス（ツイッターなど）をつぶさに観察して，

人々を夢中にさせ，習慣化させる技術の理論化を試みている．彼の「Hookモデル」によれば，人が夢中になるサービスには，優れたトリガー（はじめるきっかけ），アクション（実際のゲームでの体験），多様な報酬（成功するともらえる多様性のある報酬），投資（さらなる楽しみのために，お金やその他のコストを払う）という4つのプロセスがあり，これを上手に繰り返したくなるようなデザインがなされているという[28]．詳しくは本書の範囲を超えるので割愛するが，健康づくりのゲーミフィケーションの際に参考になるかもしれない．

> **＜事例＞ゲームで皆を健康にする最新アイデア**
>
> 〔例1〕**歩いてチームを応援しよう**
>
> 　人の心を魅了してやまないスポーツ．スポーツ業界は健康無関心層をひきつけるための連携相手としてとても魅力的だ．最近，プロ野球との連携による健康づくりのアプリ「パ・リーグウォーク」がリリースされた（図Ⅱ-38）[*26]．
> 　アプリをインストールすると，まず「選手登録」を求められる．選手とは，あなたのこと．パ・リーグ6球団から応援する球団を選び，そこの選手として，自身の名前と身長，歩幅を入力する[*27]．あたかも自分が応援する球団の一選手になった気分を味わえる．日々ウォーキングすると，STEP数が上がり，ランクがアップしたり，達成度について同じ球団ファンの中での順位がわかり，チームや個人で競い合ったり，結果について交流したりできる．貯めたSTEP数を使ってチームを応援したりできる．試合日には，味方チームと敵チームとの歩数の合計を競い合うなど，自分も一緒に「たたかう」こともできる[*28]．
>
> 〔例2〕**陣取り合戦にハマって歩きまくる人急増中：イングレス**
>
> 　インターネット検索大手のGoogleが実験的に開発し，その後世界的ヒットに至った「イングレス」は，スマートフォン上の地図で遊ぶ位置情報ゲームだ．各プレーヤーは緑チーム（エンライテンド）と青チーム（レジスタンス）に分かれて世界規模で陣取り合戦を行う．2つの勢力のどちらかに属して，「ポータル」とよばれる街中のさまざまな観光地や店舗などを訪ねて，自身のスマホ上でチェック（ハックという）する．実際に訪れてチェックした3点同士を接続（リンクという）してできた三角形内が自身の勢力の陣地になる．最終目的は仲間とともに全世界を自身の勢力下におさめること．ス

---

*26 健康格差対策の研究を進めているハーバード大学 Society and Health Lab がデザインを担当．
*27 歩幅はスマホのGIS機能とステップのカウントから自動的に割り出される．
*28 パ・リーグの試合時間日や試合中に妙にウォーキングする人が増える，なんて現象が起きるかもしれない（試合動向を見ながら歩きスマホをする人が増えないか，少々心配である）．

II 健康格差対策の進め方　5つの視点

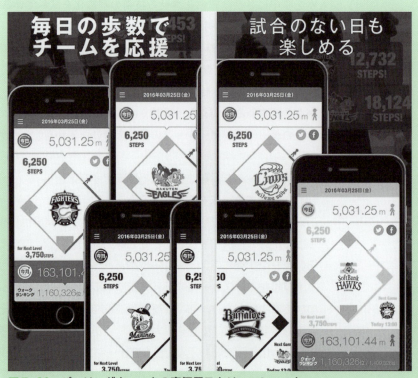

図II-38　パ・リーグウォークの宣伝用スクリーンショット
©PLM

コアリング，見える化は当然のこと，背景となるストーリーがあり，レベルアップの仕組みも設定されている．

　今も世界中で1,400万人ほどが遊んでいるという．陣取りに参加するために通勤経路を変えるほどにハマる人もいるらしい[*29]．イングレスを観光資源として活用する自治体も出てきている．岩手県や横須賀市がいち早く導入した．

　イングレスの目的は人々が家の外に出歩く理由をつくること．人が街に出ることで，歩いた人は健康になり，訪ねる人が増えれば地域の活性化へとつながる．これまで，いわゆるテレビゲームには興味がなかった人も，現実にある史跡などを歩きながら楽しめるため，参加しやすい．

[*29] 筆者もこの原稿を書くためイングレスを始めた．帰宅時に，家の向こうに「ポータル」があると，遠回りになると知りながらついついそのポータルまで行って「ハック」してしまう．夢中になると，あっという間に2万歩以上を歩いてしまう．このほどインドア派の娘（小学4年生）をイングレスで歩かせてみようと試した．「買い物に行きながらやってみない？」と誘ったところ，1キロ先のスーパー三和を往復するだけのはずだったのが遠回りをして結局合計4キロも歩いてしまった．買い物に誘っても「三和は遠いから行かない」の一辺倒だった娘をも行動変容させる威力だ．

視点4　健康に無関心な人にも効果的な戦略

　イングレスのプラットフォームを活用してつくられたのが，社会現象となった「ポケモンGO」である．ポケモンGOがひきこもり予防や，運動量の増加に貢献したなどの報告がある．より学術的に確かな効果検証が待たれる．

〔例3〕すごろくで楽しくウォーキング：藤枝市「バーチャル東海道の旅」

　プロ野球やGoogleという大掛かりな事例を取り上げたが，予算規模の小さい自治体がすぐにまねすることはできないかもしれない．また，スマホがないと参加できないのでは，スマホを買うゆとりがない人は恩恵にあずかれない．そこで，大掛かりなアプリ開発もスマホもいらない「ゲーム型健康づくり」を紹介しよう．藤枝市が実施している「バーチャル東海道の旅」だ（図Ⅱ-39）．

　1万歩または6.5km歩く（走る）ごとに，配布したすごろくのような東海道ウォーキングマップ上に，日本橋から街道沿いの宿場町をマークしていく．目指すは京都の三条大橋である．達成すると市から表彰される．マップは公民館などの公共機関で配布されている．

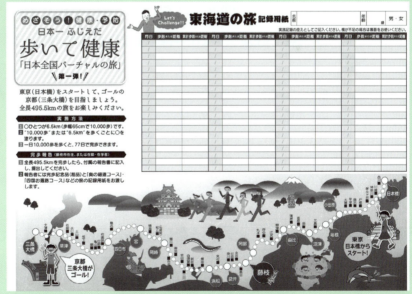

図Ⅱ-39　藤枝市バーチャル東海道の旅　実践記録簿
〔藤枝市ウェブサイトより〕

II 健康格差対策の進め方 5つの視点

参加のための「バリア」を除こう

　ゲーム型健康づくりのアプローチでもバリアの低減をしよう．入り口を広くして，まずは気軽に始めてもらえるように[*30]．また，参加していく中で必要なさまざまな手続きもできるだけ簡素化し，できれば自動化したい．例えば，イベントへ積極的に参加したことに対して表彰するなどの「ご褒美」をもらうための手続きをできるだけ簡便にして，達成後すぐにもらえるようにデザインしたい．インターネットやスマホ，タブレットなどを使い自動的に達成度がカウントされる仕組みはその意味でとても有益である．

　参加するためのコストというバリアも考慮する必要がある．スマホなど高価なデバイスを持っていないと参加できない仕組みだけでは低所得者は参加しづらい．

「健康」というコンセプトもバリアとなる可能性

　「健康」というコンセプト自体がバリアとなる場合もある．健康づくりに無関心な人の中には「健康づくり」をうたった活動を見るだけで拒否的になる人もいる．**健康づくりということはあえて言わずに，参加者にはひたすら楽しんでもらい，結果として健康になっていただく**，といったアプローチも必要だ．事実，先に挙げたゲームの事例の多くが「健康」とは一言もうたっていない．

注意点：健康ゲーム依存症を作りだす可能性！？

　パチンコやギャンブル同様，オンラインゲームには依存性・中毒性があるといわれている．あまりにハマると，ゲームを効率よく進めるための道具（アイテム）を購入するために多額の支出（"課金"という）をしてしまったり，多大な時間をゲームに費やしてそのほかの生活がままならなくなるなどの問題を引き起こす可能性がある．保健サービスにゲーミフィケーションを活用するときも，そのような"副作用"が起きないように十分なマネジメントをするべきである．

行動科学・マーケティング手法を応用した新たな戦略：さらなる事例

　実践的な理解を深めるためにさらに事例を挙げつつ，解説していこう．

子どもの保健対策にはヒントがいっぱい

　子どもは思慮深い判断がなかなかできない．スーパーで駄々をこねる幼児にい

[*30]「まずは少しだけやってみましょう」…フットインザドア技術である．

くら理屈をこねて論しても無駄である．何らかの「だまし討ち」が必要だ．例えば嫌いな野菜を食べさせるためにニンジンやシイタケを細かく刻んでわからないようにカレーに混ぜたりしている．楽しさや好奇心を刺激することで"動かす"こともよくやられている．思わず食べたくなっちゃうほどかわいいキャラ弁にそっと野菜を使うといった工夫である．

　大人だって，楽しい雰囲気になると嫌いなこともやれるようになる．子どもたちから学ぶべきことは多い．保健活動においても，子ども向けのアプローチにはヒントがたくさんある．それらを紹介しよう．

●子どもの下痢死亡を減らす"粋な"取り組み（南アフリカ）

　南アフリカの，とある貧困地区で行われて成功をおさめている Hope Soap プロジェクトというのがある．南アフリカの貧困地区では，腸チフスやコレラなど，腸管感染症による下痢で多くの子どもが命の危険にさらされている．下痢予防には石鹸を使った手洗いが重要だが，多くの子どもにそれを学ばせ実践し続けてもらうのは一苦労だ．子どもにもっと積極的に石鹸を使ってもらう方法はないだろうか…．そのような悩みから生まれた Hope Soap プロジェクトは，ある「しかけ」を加えた石鹸を子どもたちに配るプロジェクトだ．その石鹸をもらうと，健康に無頓着な子どもでも，せっせと手を洗いだすのである．

　その「しかけ」はいたってシンプル．石鹸の中にミニカーなどのおもちゃを入れるだけである．おもちゃ入り石鹸を渡された子どもは，おもちゃ欲しさにせっせと石鹸で手洗いをするようになるというわけだ（図Ⅱ-40）．主催者であるY&R and Safety Lab によれば，その結果，同地域の下痢の発症が70％も減少したという．

　買い手の個別化，ターゲットの絞り込み，そしてそのターゲットの求める価値の把握，というマーケティングの原則のお手本のような事例である．

●子どもがニンジンをおねだりするほどになったニンジン農家のマーケティング

　ニンジンのような香りの強い野菜が嫌いなのは万国の子どもに共通だが，ちょっとした工夫をすると，子どもたちがスーパーでニンジンをおねだりし出すという．

　このしかけもいたって簡単だ．ニンジンのパッケージをまるでスナック菓子のようにするだけだ（図Ⅱ-41）．"Eat 'Em like Junk Food（ジャンクフードみたいに食べよう）"キャンペーンは，全米有数のベビーキャロットメーカーである Bolthouse Farms が49の農場と共同して行ったマーケティングである．同農場は，売り上げの伸び悩みから，従来の「栄養豊富」「ヘルシー」という路線のプロモーションの限界を感じていた．そこで広告代理店の力を借りて思いついたのが，「カジュアルなスナックのようにベビーキャロットを食べよう」という路線

II 健康格差対策の進め方 5つの視点

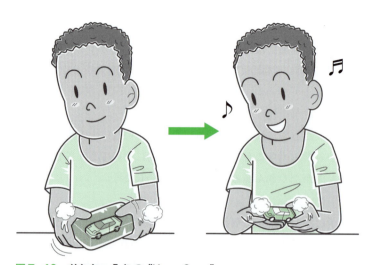

図Ⅱ-40 おもちゃ入りの"Hope Soap"
子どもがほしがるものが入っている.スラム地区の子どもたちにとって,健康よりもほしいものは何か? この疑問を掘り下げて生まれた妙案だ.「子どもの深層心理(インサイト)をついた素晴らしい戦略」と高く評価された.

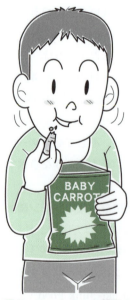

図Ⅱ-41 スナック菓子のようなベビーキャロットのパッケージ

である.健康に無関心な若者や子どもを新たな顧客として開拓しようというわけだ.キャンペーンは大きな成功を収め,スポーツ少年とその母親たちなどの新たな顧客開発に結び付いた.

実際のところ，ニンジンの包装を変えただけでここまでの成功を収められたわけではない[29]．そこには，綿密で包括的なマーケティング戦略があった．まずスーパーでの陳列方法を変えた．まるでスナック菓子売り場のようなカラフルなイメージのブースを野菜売り場に設けた．メディアでの宣伝も今までの「ヘルシー」路線から一転させた．学校内で，ほかのスナック菓子の自動販売機と並べて，カジュアルな雰囲気で売ったり，思春期世代が好きな「極端（Extreme）」「没頭する（Indulge）」「未来的（Future）」といったイメージの宣伝活動や，もっと"大人向け"の，性的アピールのある戦略も展開されている．

科学的な評価があるわけではないが，このプロジェクトは健康格差対策にも貢献した可能性がある．米国では低所得者やマイノリティの世帯ほど，栄養などを気にせずに子どもが食べたいものを与えやすく，その多くが清涼飲料水やジャンクフードだという[30]．したがって，ニンジンをジャンクフードのように見立てて売るこの戦略によって，マイノリティの子どもたちがジャンクフードのような楽しげなイメージに誘われて，ニンジンを以前よりも摂取するようになったかもしれない．「健康」と全く無関係なイメージをプロモーションしている点も興味深い．

顧客をひきつけるための古くからのマーケティング手法にオリジナルのキャラクターをつくるというのがある[*31]．最近では，ゲームアプリやフェイスブックページなどを活用した販売戦略も多い．このベビーキャロットのキャンペーンでも，同様にアプリやフェイスブック，オリジナルキャラクターを活用している．

「楽しさ」でよりよい社会と健康な暮らしを

●ピアノを弾くためなら，階段だって…

スウェーデンの首都ストックホルムの中心地から数キロのところにある地下鉄オンデプラン駅の階段はピアノになっており，実際に演奏できる[*32]．これをしかけた「The Fun theory」プロジェクトによれば，ピアノ階段を設置後は設置前に比べてエスカレーターではなく階段を使用した人が66％増加したという．

●ゲームをしたければシートベルトを締めよう

上記のThe Fun Theoryプロジェクトはドイツの自動車メーカーフォルクスワーゲン社が行っているプロジェクトである．社会の難題を，楽しさ（fun）のコンセプトで解決しようというさまざまな提案を募り，毎年表彰している．表彰さ

[*31] 筆者などはカールおじさん（明治）を思い出す．
[*32] 実際の階段づくりの様子や市民の反応を撮影した面白いビデオ（Youtube動画）を見ることができる（https://www.youtube.com/watch?v=2lXh2n0aPyw）．この動画内で階段を使用した人が66％増加，と説明されている．Piano stairs-TheFunTheory.comでインターネットを検索すると見つかる．

健康格差対策の進め方　5つの視点

れると2,500ユーロが副賞として渡される．いずれも「そう来たか！」「すごい発想！」と声を出してしまいそうな斬新なアイデアが集まっている．ウェブサイトで紹介ビデオを見ることができる（http://www.thefuntheory.com/）．

セルビアのNevena Stojanovicは，自家用車の後部座席の子どもにシートベルトを締めてもらうために，手前のシートのヘッドレストにビデオゲームを埋め込み，シートベルトを締めるとそのゲームができるようにする，というアイデアを提案して賞をもらった．現在スウェーデンで実証研究中だという．

ほかにも同ウェブサイトには，「世界一深いゴミ箱」（捨てるとごみがあたかも数百メートル落下していくような「ぴゅうー…ドン」という効果音が鳴る公共のごみ箱．ごみをごみ箱に捨てたくなるため，ポイ捨てが減る），赤信号の間，電光掲示板にクイズが表示される信号機（見切り発進を減らす）といったアイデアが満載だ．制限速度内で走っていると，スピードカメラで撮影されたときに抽選で賞品が上がる「宝くじスピードカメラ」はスウェーデンで実際に活躍しているという．

ユニークなアイデアで勝負！

以上みてきたように，健康無関心層に訴えかける活動事例は，多くはないが，次第に増えてきている．しかし残念ながら今のところ，健康づくりのニーズが高い社会弱者に効果的な仕組みのアイデアは多くなく，効果の科学的な実証もほとんどない．今後の活動が期待される．健康に無関心な「あの人」にとって最も価値ある体験は何かを知り，それに合うようにサービスをつくり込み，ターゲットを絞って"販促"活動をする．「健康づくりのために努力しましょう」というメッセージ・キャンペーンももちろん重要だが，それで動く人の多くは多かれ少なかれすでに動いていることだろう．今動かさなければいけないのは，長年の社会ストレスを抱え，健康に無関心な人々だ．従来の公衆衛生活動の常識にこだわらず，ユニークなアイデアを出しながら進めていこう．

 健康の敵：世界の貧困対策にも行動科学のアプローチを

世界に目を向けると，日本以上に貧困で不健康な国は多い．視野を少し世界に向けてみよう．

発展途上国はこれまで膨大な量の先進国からの資金援助が行われてきた．少しずつその成果は上がっているが，1日1〜2ドル程度の収入しかない貧困層は今も10億人以上いる．

以前，なかなか国際開発の成果が上がらない状況に対して，著名な開発経済学者の間で激論が交わされたことがある．まず，コロンビア大学の経済学者ジェフリー・サックス

は，負の貧困と不健康の連鎖を断ち切るためには，もっと開発途上国に先進国が援助しなければいけない，と強く主張した[31]．これに対して，ニューヨーク大学のウィリアム・イースタリーは，相手国の人々がどのような価値観をもち，どのように振る舞うのかを理解しないような「傲慢な援助」ならば，いくら金をつぎ込んでも無駄だ，と反発した[32]．
　こういった議論を受けて，近年，貧困層の行動様式を踏まえた「よりよい援助の仕方」が登場している．その代表的なものが「条件付き金銭供与（conditional cash transfer）」である．貧困世帯に無条件で補助金を渡しても，ギャンブルや嗜好品に使ってしまう．そこで，「子どもを学校に週4日以上通わせること」「健康的な食料品を購入すること」「ギャンブルに使わないこと」といった一定の条件を満たした場合のみ，翌月の補助金の支払いをする，という仕組みが考案された．メキシコでまず大きな成功を収め，各国に普及している．
　「マイクロクレジット」も，貧困解決の"特効薬"として注目されている．信頼のおける女性の村人数人でグループをつくってもらい，そのグループに対して少額無担保の貸し付けを行うものである．グループ内での助け合いと監視機構が働くことで，借りたお金の運用が成功しやすい．マイクロクレジットは大きな成功をおさめ，発案者のムハマド・ユヌス氏と彼の設立した銀行「グラミン・バンク」はノーベル平和賞を受賞した．グループ内のソーシャル・キャピタルの力をうまく活用した成功事例といえるだろう[33]．
　これらはいずれも，日本のような豊かな国へももちろん応用可能だ．事実，マイクロクレジットは欧州諸国でも広く普及している．

● 引用・参考文献

1) National Cancer Institute（原著），福田吉治，他（監修），今井博久，他（訳）：一目でわかるヘルスプロモーション：理論と実践ガイドブック．国立保健医療科学院，2008．
2) Prochaska JO, DiClemente CC：Stages and processes of self-change of smoking：Toward an integrative model of change. Journal of Consulting and Clinical Psychology 51（3）：390-395, 1983.
3) Ajzen A, Driver BL：Prediction of leisure participation from behavioral, normative, and control beliefs：an application of the theory of planned behavior. Leisure Science 13：185-204, 2009.
4) Webb TL, Sheeran P：Does changing behavioral intentions engender behavior change？ A meta-analysis of the experimental evidence. Psychol Bull 132（2）：249-268, 2006.
5) Kahneman D, Tversky A：Prospect Theory：An Analysis of Decision under Risk. Econometrica XLVII：263-291, 1979.
6) 近藤尚己：健康無関心層に向けたあたらしい保健活動．保健師ジャーナル 71（9）：740-745, 2015.
7) Murata C, Yamada T, Chen C-C, Ojima T, Hirai H, Kondo K：Barriers to Health Care among the Elderly in Japan. International Journal of Environmental Research and Public Health 7（4）：1330-1341, 2010.
8) Hiyoshi A, Fukuda Y, Shipley MJ, Brunner EJ：Health inequalities in Japan：The role of material, psychosocial, social relational and behavioural factors. Soc Sci Med 104：201-209, 2014.
9) WHO健康都市研究協力センター　日本健康都市学会（訳）：健康の社会的決定要因―確かな事実の探求（第二版）．p.25 4 7, 2003.
10) Kondo N, Rostila M, Yngwe MA：Rising inequality in mortality among working-age men and women in Sweden：a national registry-based repeated cohort study, 1990-2007. J Epidemiol Community Health 68（12）：1145-1150, 2014.
11) Dallat MA, Hunter RF, Tully MA, Cairns KJ, Kee F：A lesson in business：cost-effectiveness analysis of a novel financial incentive intervention for increasing physical activity in the workplace. BMC Public Health 13：953, 2013.
12) Murayama H, Yoshie S, Sugawara I, Wakui T, Arami R：Contextual effect of neighborhood environment on homebound elderly in a Japanese community. Arch Gerontol Geriatr 54（1）：67-71, 2012.
13) Li F, Harmer P, Cardinal BJ, Bosworth M, Johnson-Shelton D, Moore JM, et al：Built Environment and 1-Year Change in Weight and Waist Circumference in Middle-Aged and Older Adults：Port-

Ⅱ 健康格差対策の進め方 5つの視点

land Neighborhood Environment and Health Study. Am J Epidemiol 169 (4): 401-408, 2009.
14) 近藤尚己 編:情緒刺激的な勧誘は社会経済弱者の健診受診を促すか?—行動科学に基づく準実験研究—.第73回日本公衆衛生学会学術総会;2014:宇都宮.
15) 馬場優子, 近藤克則:あだちベジタベライフ〜そうだ, 野菜を食べよう〜—「健康格差対策の7原則」を活用した東京都足立区の取り組み. 保健師ジャーナル 72:586-594, 2016.
16) Tabuchi T, Fujiwara T, Shinozaki T:Tobacco price increase and smoking behaviour changes in various subgroups:a nationwide longitudinal 7-year follow-up study among a middle-aged Japanese population. Tob Control:2016 Feb 15. pii:tobaccocontrol-2015-052804. doi:10.1136/tobaccocontrol-2015-052804 [Epub ahead of print].
17) Kristensen AH, Flottemesch TJ, Maciosek MV, Jenson J, Barclay G, Ashe M, et al:Reducing childhood obesity through U.S. federal policy:a microsimulation analysis. Am J Prev Med 47(5):604-612, 2014.
18) Fletcher JM, Frisvold D, Tefft N:Taxing soft drinks and restricting access to vending machines to curb child obesity. Health Aff (Millwood) 29 (5):1059-1066, 2010.
19) Mekonnen TA, Odden MC, Coxson PG, Guzman D, Lightwood J, Wang YC, et al:Health benefits of reducing sugar-sweetened beverage intake in high risk populations of California:results from the cardiovascular disease (CVD) policy model. PLoS One 8 (12):e81723, 2013.
20) Wang YC, Coxson P, Shen YM, Goldman L, Bibbins-Domingo K:A penny-per-ounce tax on sugar-sweetened beverages would cut health and cost burdens of diabetes. Health Aff (Millwood) 31 (1):199-207, 2012.
21) Xu X, Alexander RLJ, Simpson SA, Goates S, Nonnemaker JM, Davis KC, et al:A Cost-Effectiveness Analysis of the First Federally Funded Antismoking Campaign. Am J Prev Med 48 (3):318-325, 2015.
22) Mani A, Mullainathan S, Shafir E, Zhao J:Poverty Impedes Cognitive Function. Science 341 (6149):976-980, 2013.
23) Isen AM:An Influence of Positive Affect on Decision Making in Complex Situations:Theoretical Issues With Practical Implications. J Consum Psychol 11 (2):75-85, 2001.
24) Murakami K, Kondo N, Ohkubo T, Hashimoto H:The effect of fathers' and mothers' educational level on adult oral health in Japan. Community Dent Oral Epidemiol 44:283-291, 2016.
25) リチャード・セイラー, キャス・サンスティーン(著), 遠藤真美(訳):実践・行動経済学. 日経BP社, 2009.
26) 井上明人:ゲーミフィケーション:〈ゲーム〉がビジネスを変える. NHK出版, 2012.
27) Ariely D, Gneezy U, Loewenstein G, Mazar N:Large Stakes and Big Mistakes. Rev Econ Stud 76:451-469, 2009.
28) ニール・イヤール, ライアン・フーバー(著), Hooked翻訳チーム, 他(訳):Hooked ハマるしかけ 使われつづけるサービスを生み出す[心理学]×[デザイン]の新ルール. 翔泳社, 2014.
29) Chazin E:If You Can't Beat 'Em, Eat 'Em Like Junk Food. Interactive Marketing 0018, 2013. http://www.crystal.kitchen/wp-content/uploads/2014/03/Baby_Carrots.pdf
30) O'Dougherty M, Story M, Lytle L:Food Choices of Young African-American and Latino Adolescents:Where Do Parents Fit In? J Am Diet Assoc 106 (11):1846-1850, 2006.
31) ジェフリー・サックス(著), 鈴木主税, 野中邦子(訳):貧困の終焉—2025年までに世界を変える. 早川書房, 2006.
32) ウィリアム・イースタリー(著), 小浜裕久, 他(訳):傲慢な援助. 東洋経済新報社, 2009.
33) 近藤尚己:10章 マイクロファイナンスと健康. イチロー・カワチ, 高尾総司, S.V. スブラマニアン 編:ソーシャル・キャピタルと健康政策:地域で活用するために. 日本評論社, 2013.

II 5つのポイントで考える健康格差対策の進め方

視点5
ライフコースにわたる対策

<要約>
- 健康は胎児期からの環境曝露で決まる．生まれる前から，老年期に至るまでの「ライフコース」を見据えた対策が求められる
- ライフコースの中の各時期（ステージ）に特有の要因がある．適切な介入時期を逃さず対応を

健康は胎児期からの環境曝露の蓄積で決まる

　健康は，オギャアと生まれる10か月も前，受精卵として生を受けたその瞬間から環境曝露の影響を受け始める．小さいうちからの社会環境を整え，逆境体験（Adverse Childhood Experience：ACE）を防止したり，逆境体験があったときに十分なサポートを施すことで，生涯にわたるリスクを低減できる．そのことが青年期や老年期の健康格差の是正につながる．

　人生の中で起きるさまざまなイベントは，ライフステージによって異なる．胎児期，乳幼児期，少年期，青年期，成人期，老年期という各ステージ特有のイベントや健康影響を踏まえた対策が求められる．

　胎児期から青少年期までの成長期の社会経済環境の整備は特に重要である．それぞれの臓器にはそれが成長するうえで重要な時期（critical periods）があり，その時期に受けた影響はあとになって回復できない可能性があるからである．

胎児期から青少年期の社会経済環境と健康

　胎児期や幼少期におかれていた環境がよくないと，それが生涯にわたって影響し続ける健康リスクとなる可能性が指摘されている．図Ⅱ-42は，小さい頃から

II 5つのポイントで考える健康格差対策の進め方

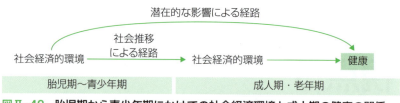

図 II-42 胎児期から青少年期にかけての社会経済環境と成人期の健康の関係

の社会経済環境が大人になってからの健康にどのように影響するかを示したものである．大きく分けて，「社会推移による経路」と「潜在的な影響による経路」の2つの経路が考えられる．

1 社会推移による経路

まず**社会推移による経路**（social trajectory pathways）は，幼少期の貧困が成人期の貧困へと受け継がれ，健康を害する，とする経路である．小さい頃に貧しいと，大人になってからもまっとうな暮らしが営めず，不健康になってしまう，ということだ．反対に，小さいときの社会リスクが次のライフステージにもち越されないように社会環境を整えてあげることで，不健康になるリスクを除けると解釈できる．Fujiwara らが一卵性双生児のデータを使って調べたところ，遺伝子や幼少期の生活環境が同じはずの一卵性双生児でも，大人になってからの社会関係（他人への信頼など）が豊かな人は健康状態もよいと答える傾向が示された[1]．

この考え方に則った場合のライフコースにわたる保健対策としては，例えば，少年期の無償の教育の充実が考えられる[*1]．小さいときに貧しくても，しっかりと教育を受けておくことで大人になってから貧困から抜け出し，健康を維持できるようにするのである．

2 潜在的な影響による経路

一方，青少年期までにおかれた社会経済環境がよくなかったり，その時期に強烈なつらい・苦しい体験，すなわち「逆境体験（ACE）」を経験すると，大人になってどんなに豊かな生活を送っても取り除けない影響が残って（潜んで）しまう可能性も指摘されている．これを**潜在的な影響による経路**（latent effects pathways）という．

---

*1 残念ながら今も多くの低所得国に充実した教育制度がない．学校自体が無償であっても，そこに通うためのコストが高く通えない子どもも多い．

視点5 ライフコースにわたる対策

　過去に経験した社会的なリスクは，どのような形で体内に「潜む」のだろう？まず第1に，**成長の過程で十分な栄養を摂取できないことで弱い身体がつくられてしまう可能性がある**．衣食住に事欠くような「絶対的な貧困」の状況であれば，臓器が十分に成長できないため，生涯にわたり，外界からのストレスや病気に打ち勝つ力が制限されてしまうかもしれない．実際，低身長な人ほど脳卒中や循環器疾患に罹患するリスクが高いことが，日本や欧米のデータで示されている[2]*2．

　第2に，胎児期や幼少期のストレスによって，遺伝子が修飾されて，タンパク質ができるプロセスが狂ってしまうことも指摘されている．遺伝子には私たちの身体をつくるあらゆる情報がプログラムされているが，いわば，そのプログラムを読みとる仕組みが壊れてしまい，必要なタンパク質がつくられなかったり，異常なタンパク質がつくられてしまったりするというわけである．これは特に各臓器が発生してくる胎児期によく起きるとされていることから，「**胎児期プログラミング仮説**」あるいは「**成人病の胎児期起源仮説**」という[3,4]*3．

　例えば，子宮内の栄養状況が悪く低出生体重の子どもほど，その後肥満になりやすく，循環器疾患で死亡しやすい，といったデータがある（図Ⅱ-43）[5]．子宮の中で栄養不足の状態が続くと，胎児の細胞が生まれたあとのことも考えて，不足している分，栄養をため込もうとすることがその理由ではないかと考えられている．いざ生まれてみると，子宮内のような栄養不足の状況はない．そのため，摂取した分の栄養をため込む傾向が裏目に出て，肥満となるリスクが高まるのである．

　妊娠中の母親の喫煙が低体重児の出生のリスクであることはよく知られている．これは母親の喫煙によって子宮への血流が弱まり，栄養不足となった胎児の発育が遅れるからだ．Suzuki らの追跡調査では，胎児期に母親が喫煙していると，特に男児ではその後肥満になりやすいという関係がみられた（図Ⅱ-44）[6-8]．このような遺伝子の「プログラミング」がなぜ起きるのかについては今まさに研究の最中である．

　この潜在的な影響のことを考えると，胎児期などのきわめて重要な発達時期にはできるだけ良好な環境を提供することが，健康格差対策の観点からも重要であるということが示唆される．妊娠中の母親やその世帯への支援が，生まれてくる子どもの一生の健康を守ることになる可能性がある．

＊2 ただし，身長が高いほど寿命が短いなど，反対の傾向を示すデータもあり，結論は出ていない．高くも低くもない「至適な身長」がある可能性もあるが，まだわからない．高身長になるには，大量の栄養摂取が必要なため，幼少期に摂取過剰となっていれば高身長の人に（例えば2型糖尿病などの）健康リスクが上昇する可能性も考えられる．

＊3 提唱者の名前をとってバーカー仮説ともいわれる．

II 5つのポイントで考える健康格差対策の進め方

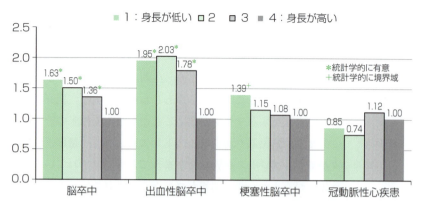

図II-43　JPHCコホートによる身長と循環器疾患リスクとの関係
〔国立がん研究センターウェブサイト（http://epi.ncc.go.jp/jphc/outcome/2775.html）より〕

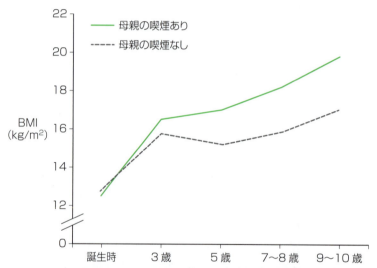

図II-44　Suzukiらによる母親の妊娠中の喫煙と男児の出生後のBMIの変化の関係
甲州プロジェクトコホート．
〔Suzuki K, Kondo N, Sato M, Tanaka T, Ando D, Yamagata Z : Gender differences in the association between maternal smoking during pregnancy and childhood growth trajectories ; Multi level analysis. Int J Obesity 35 : 53-59, 2011 より〕

世代を超えた貧困の連鎖の影響

　もう1つ踏まえておきたいのが，世代を超えた社会的リスクの連鎖の問題だ．貧困世帯の親から生まれた子が大人になっても貧困から抜け出せない，富裕層の子は教育にお金をかけてもらえることでよい職についたり，親の財産や地位から得られる特権を利用してやはり富裕層になる，というように，世代間の社会階層

が固定化するとどんどん社会格差が広がり，貧困層は何世代にもわたって不健康なままでいることになる．貧しい家庭の子どもでも十分な教育や体験の機会が与えられ，将来の希望をもって生活できる環境づくりが必要である[*4]．

「健康を介した負の連鎖」もあり得る．親の貧困が子どもの不健康へ，子どもの不健康が大人になってからの貧困へとつながる，という連鎖である[9]．

それぞれのライフステージ特有の健康の社会的決定要因

胎児期から老年期に至る各ライフステージに特有の要因がある．表Ⅱ-9にその主なものをまとめた．これらを踏まえた対策について，各ステージごとにみていこう．

胎児期

胎児期から乳幼児期は，心身の発生と発達が最もダイナミックに行われる時期である．一方で自分がおかれた環境を変えたり，健康行動を選択することができないため，まわりの大人が十分配慮してあげなければならない時期である．

まず，胎児にとっての環境とは，子宮内のこと．母親に強いストレスがかかると，それが胎盤への血流量の低下など，さまざまな形で胎児の環境に影響する．

出産はとてもコストがかかる．そのため，妊娠中に十分なケアを受けずに出産する貧困世帯のケースが後を絶たない．例えば，受診料を心配して妊婦健診を一度も受けず，産気づいて初めて産科の医療機関にやってくる，いわゆる「飛び込み分娩」である．出産への経済的支援は貧困層の危険な出産を避けるためにも健康格差対策に欠かせない．在日外国人など，健康保険を取得していなかったり，出産一時金の制度を知らず，また言語の問題でその申請手続きができないなどの理由で，制度の恩恵を受けにくい場合がある．そういった社会弱者に的を絞った戦略が求められる．

乳幼児期

乳幼児期は，精神発達上重要な時期である．両親や他者との関係性について，多くのものを周囲から学びとる．意欲や協調性，粘り強さ，忍耐，計画性といったいわゆる「非認知能力」の基礎が発達しだす時期だ．関連して，性格（パーソナリティ）も形成されていく時期である．ビッグ5（経験の開放性，外向性，協調性，誠実性，神経質傾向）とよばれる性格の特性が，その後の人生におけるさまざまな選択と行動に影響を与え，健康にも影響する可能性が指摘されてい

[*4] 健康日本21（第2次）でも，この点は強調されている．

II 5つのポイントで考える健康格差対策の進め方

表II-9 ライフステージごとの特有の健康の社会的決定要因と対策

ライフステージ	社会的決定要因	対策例
胎児期	母親の健康・ストレス・健康行動．母親の健康に影響を与える周辺の要因〔配偶者の行動（喫煙など）・所得・学歴・就業状況・住居・妊婦へのケアに関する地域施策〕	妊婦健診・妊婦健診での社会的アセスメントとケア・出産への経済・精神・情報などの面の支援・妊婦の（能動・受動）喫煙対策・新生児訪問事業・出産や育児支援の各種制度のマイノリティへのターゲットを絞った周知（在日外国人など）
乳幼児期	乳幼児期：世帯の社会環境（親の数・世帯構成・貧困・両親の就業状況など）	育児休暇制度・育児休暇の活用に向けた企業との調整・育児支援に関する社会弱者対策・就学前教育の充実・虐待の一次予防
学童期・思春期	学校の環境・教育・就学コスト・青少年へのメディアの影響（たばこ・酒など）・いじめ	教育環境の改善：スクールソーシャルワーカー・養護教員によるケア・教職員へのケア・就学児童への経済支援・外国人への特別就学支援
青年期・成人期	雇用形態・職場環境・貧困・雇用不安	就業支援・非正規雇用への社会保障の充実・雇用形態に関する規制・ワークライフバランスを保つための規制や規範形成
壮年期	職位・職業ストレス・景気変動・雇用形態・職場環境・ワークライフバランス	職場環境のアセスメントと改善・雇用に関する規制や制度改革
老年期	貧困・役割の喪失・孤立・死別・離別・闘病に伴う社会環境の変化・複雑な保険制度設計	年金制度・社会参加機会の創生・制度の単純化や制度利用支援サービス・地域包括ケア

る[10]．こういった「非認知能力」は，学業成績などで測定できるいわゆる「認知能力」よりも，成人期の健康や収入に強く影響する可能性も示唆されている[11]．

　小児虐待も起きやすい時期である．両親の学歴が低いことや，所得が低いこと，さらには子育ての相談相手がいなかったり，若い母親だったりといった社会的な要因が虐待に関与していることが示唆されている．虐待は逆境体験（ACE）の1つであり，ACEは，成人期や老年期になって抑うつなどの精神疾患になるリスクを高める可能性が指摘されている．

　出生児全戸訪問や保育所の充実といった社会環境の整備により虐待などACEの一次予防をはかっていくべきである．例えば，共働き世帯だと，子どもをワクチン接種に連れていくことも難しい．Uedaらの調査ではスケジュール通りに子どものワクチン接種を受けていないことと関連する要因として，母親の低年齢，低学歴，低所得といった社会経済状況だけでなく，出産後早期に就労復帰することも関係していた．一方で育児休暇をとっている母親ではそのような状況は見られなかった[12]．ワクチン接種のスケジュールはとても複雑で，生活にゆとりのない両親にとっては管理が難しく，また子どもを接種に連れていくことが物理的にも精神的にも難しいことがうかがえる．健康格差対策の観点からは，ワクチンの

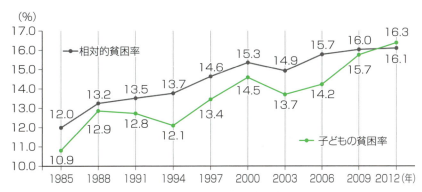

図Ⅱ-45　全年齢と子ども（18歳未満）の相対的貧困率の推移
〔厚生労働省 平成25年「国民生活基礎調査」より〕

スケジュール管理を支援する仕組みやワクチンをより気軽に接種できるようなアクセスの確保が求められよう．

学童期・思春期

　学童期・思春期は，身心が大人へと変化していく不安定な時期であり，また学力などの格差が拡大していく時期でもある．一方で世帯にとっては教育費の負担が高まる時期でもある．日本の公立小中学校は授業料がかからないが，制服や給食代，課外学習費などなどを合わせると相当の出費になる．そういった就学に関連するコストが低所得者世帯を圧迫している現実がある．

　近年，子どもの貧困率は一貫して上昇しており，今や6人に1人を超える子どもが貧困化している（図Ⅱ-45）．こういった状況を受けて，子どもの貧困対策推進が制定され，NPOなどによる貧困世帯の子どもたちへの学習や栄養面の支援活動も活発になってきている．スクールソーシャルワーカーの配属など，学校保健での取り組みも進められている．加えて，教育者が健全でなければ，よい教育は行えない．その意味では，学校教員が働きやすく，個々の子どもに目が行き届くような環境づくりも重要だ．

　未成年の喫煙や飲酒，危険な性交渉などへの対策は，日本ではかなり遅れているといわざるを得ない．未成年がこれら「大人の行為」に憧れるのは当然であり，また大人という権威への反抗からあえて反社会的行為に及びやすいことも知られている．喫煙の害などの知識の普及啓発だけでなく，たばこなどに手を出しづらい，また関心をよせにくい環境づくりをより積極的に進めるべきである．宣伝や販売の規制，価格統制などである．たばこの価格も，日本は相当に安い．オーストラリアでは現在1箱2,000円ほどだが，3,000円を超す価格とする法案が審議中である．電子たばこなど，新しい嗜好品から青少年を保護する対策も優先され

II 5つのポイントで考える健康格差対策の進め方

るべきだろう．

> **＜事例＞足立区：健康格差を見据えた子どもの貧困対策**
>
> 　健康格差対策の事例として本書で何度か登場している足立区であるが，子どもの貧困に関しても一歩先んじた取り組みを行っている．2014（平成26）年に施行された「子どもの貧困対策の推進に関する法律」を受け，同区ではいち早く，同法施行から7か月後に全庁的な取り組み「未来へつなぐあだちプロジェクト（子どもの貧困対策実施計画）[*5]」がスタートした．基本理念の中には「地域社会における孤立や健康上の問題など，個々の家庭を取り巻く成育環境全般にわたる複合的な課題ととらえ，その解決や予防に向けて取り組んでいきます」とあるように，健康格差対策を意識したプランづくりがされている．学校を主な介入拠点として，「教育・学び」「健康・生活」「推進体制の構築」の3つの柱を立てており，健康生活面では「貧困のリスクとなる健康格差について，必要な是正を図るとともに，子育て世帯の保護者や高校中途退学者などの若者が孤立せず，社会的に自立できるよう支援していきます」と記述されている．子どもに対する直接支援だけでなく，保護者への生活支援もねらいに入れており，NPOや大学などの学術機関と連携した対策が現在進められている．
>
> 　評価指標の中には，「養育困難世帯の発生率・解決率」「歯科健診でむし歯ありの判定を受けた子どもの割合」なども見られる．小学校児童やその親を対象とした健康と生活状況（貧困状況など）に関する調査も実施されており，今後注目していきたい．

青年期・成人期

　自立した社会人としてのスタートを切る青年期には，貧困・就職・社会関係などのリスクを抱えることが多い．日本では，「初めての職業」が将来のキャリアの大部分を決定することが多い．学校を卒業して初めの就職で失敗すると，その後安定した職につくことが難しい社会なのだ．就職の困難さや不安からニートやひきこもりとなる青年の増加も社会問題となっている．いずれも，健康にとって無視できないリスクである．若者の就職難やニートは「社会的排除」や「ワーキングプア」「アンダークラス」といったさまざまな言葉を用いて世界中で議論されている．

＊5 http://www.city.adachi.tokyo.jp/sesaku/miraihetunaguadachipurojekuto.html

視点5 ライフコースにわたる対策

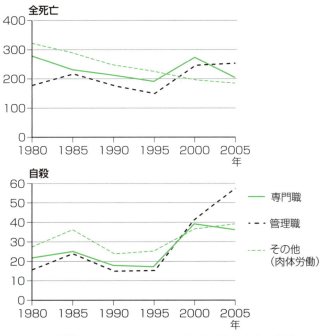

図Ⅱ-46 職業別の10万人当たりの年齢調整死亡率の推移
〔Wada K, Kondo N, Gilmour S, Ichida Y, Fujino Y, Satoh T, et al：Trends in cause specific mortality across occupations in Japanese men of working age during period of economic stagnation, 1980-2005：retrospective cohort study. BMJ 344：e1191, 2012 より〕

壮年期

　社会の生産活動において中心的な役割を占めるこの時期には，社会的地位や働き方，家庭・職場・地域などさまざまなコミュニティにおける社会関係が健康と関係する．社会関係を失い，孤立することのリスクが喫煙に匹敵するほど大きい可能性が示されている[13]．

　職業上の地位と健康との関係もよく知られており，一般に地位が高いほど健康である．しかし日本では状況が異なり，90年代の不景気以降，管理職や専門職といった社会的地位が高い集団の死亡リスクや自殺のリスクが高まっている可能性がある（図Ⅱ-46）[14]．

　職業と健康との関係を考える際に重要なのが，仕事にまつわるストレスである．職場のストレスチェックが2015（平成27）年12月から義務化された．本人がストレスに気づき，セルフケアを進めることに加えて，従業員のストレス状況を把握して，必要な職場環境の改善を実施することがねらいである．

　義務化されたストレスチェックであるが，漫然と個別のチェックをするのではなく，対象者の社会的背景を踏まえて健康格差の観点で積極的に活用したい．職業性ストレスは一般に職業階層が低かったり，雇用条件がよくない（非正規雇

II 5つのポイントで考える健康格差対策の進め方

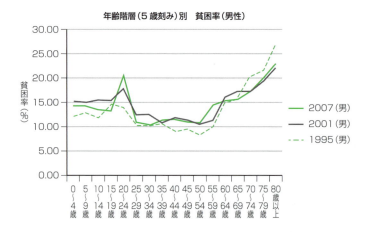

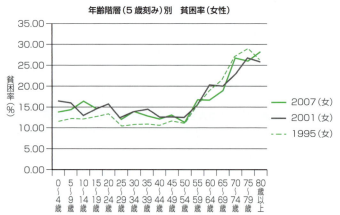

図 II-47　年齢階級別相対貧困率
〔阿部彩, 他：生活困難を抱える男女に関する検討会報告書. p.39, 内閣府男女共同参画局, 2010 より〕

用)者で高くなる．加えて上記のように，日本だと管理職や会社経営者など特定の集団にストレスが強くかかっている場合もある[*6]．オフィス内の人間関係やソーシャル・キャピタル，さらには企業のポリシーも関連する．不正義な就労を強いる（"ブラック企業"とよばれるような）職場ではストレスも高くなる．

　地域保健と産業保健の連携の重要性も高まっている．非正規雇用が増え，雇用者による保健サービスではカバーしきれない部分が広がっているからである．行政・医療機関・職域それぞれで得られるデータの共有などによりシームレスな現状把握と対策を進めたい．

[*6] 理由ははっきりとはしないが，日本特有の就労文化や長引く不景気に伴うリストラなどが関係している可能性がある．管理職や経営者は部下を含め会社全体への強い責任感をもち，そのため特に強いストレスを感じやすいのかもしれない．

老年期

　老年期で最も意識すべき社会リスクは貧困であろう．男女ともに，50歳代から急速に貧困になるリスクが上昇する（図Ⅱ-47）．社会関係や役割の急激な変化も重大な健康リスクとなる．退職に伴い「職業」という役割を喪失したり，配偶者との死別や離別，子どもの独立などより孤立化する高齢者が多い．孤立を防ぐための地域での取り組みを推進していくことが求められる．

　疾病や障害により社会生活が脅かされることが多いのもこの時期である．医療機関と地域保健が連携した社会的支援や疾患管理支援が求められる．日本には介護保険制度や後期高齢者保険制度，高額療養費制度など，高齢者にかかわる制度が多数あり，複雑である．情報リテラシーの低い者や社会ストレスを抱えている者には扱いきれない場合がある．そのような場合，不適切な受診や制度利用を予防するためにも手続きや受療の支援が必要になる．地域包括ケアシステムづくりを進める中で，行政サービスの相談をしやすくするなどの取り組みも考慮するとよいだろう（次ページの掛川市の事例などが参考になる）．

＜事例＞東京都：定年間際の社員に向けた地域デビューのための情報冊子

　東京都福祉保健局では，健康づくりの担当部署が主に還暦間近（アラ還）の世代に向け，退職等による役割喪失による閉じこもりや不健康の予防に向

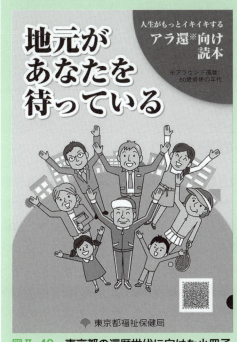

図Ⅱ-48　東京都の還暦世代に向けた小冊子

II 5つのポイントで考える健康格差対策の進め方

けて「地域デビュー」を促す小冊子を作成した．「人生がもっとイキイキするアラ還向け読本 "地元があなたを待っている"」である（図II-48）．この冊子づくりには筆者もかかわったが，検討の結果，「健康のために」ということを必要以上にアピールしないこと，公民館などで配るだけでなく，職域関係団体と連携して，事業所などでの配布と活用を進めるという方針を決定した[*7]．

＜事例＞静岡県掛川市のワンストップサービス拠点

　掛川市では，複雑な制度の利用のハードルを下げるために，医療・保健・福祉・介護の専門職をワンフロアにまとめ，"困ったらそこに行けばその人に合った制度利用の支援につながる"ワンストップ型の地域健康医療支援センター「ふくしあ」を市内5か所に開設している．

　住民にとっては，複数の担当部署をわたり歩くことなくその場で解決できるため利便性が高い．また，特徴でもあるアウトリーチにより支援の手を地域に伸ばしている．特に貧困層や社会的に孤立している者にとって，行政手続きのハードルは高い．健康情報を適切に扱い行動する能力（ヘルスリテラシー）が低い者もいる．このような社会弱者にとって，ワンストップで行政手続きに結びつくのはありがたい．

　行政サイドでは，ワンフロア化することで迅速な多職種連携や横断的な支援が可能となり，各部署間の実質的な連携やデータの共有が円滑になる効果が得られているという．そのことでケースの受付から手続きまでのプロセスを効率化し，それまで数日かかっていた手続きが申請日のうちに終わることもある，といった効果が得られているという．

小さいときに介入するほうが安上がり

　ライフコースの視点に立って，幼少期から社会環境の改善を行うことにはもう1つ大きなメリットがある．安上がりなのだ．近年の教育学や経済学の研究からは，就学前の教育環境への投資が，前述したような意欲，忍耐力，協調性といった非認知的能力を効率よく醸成し，生涯にわたり幸福や生活の安定，ひいては健康の面で効果的である可能性が示されている[11]．経済学者のヘックマンらは，貧困世帯の児童に対する教育経済学に関する一連の研究のまとめにより，同じ金額を教育に投資する場合，5歳未満など，教育が可能な中で最も低年齢ほど，投資

[*7] 参考サイト：http://www.fukushihoken.metro.tokyo.jp/kensui/kankyo/connect/index.html

視点5 ライフコースにわたる対策

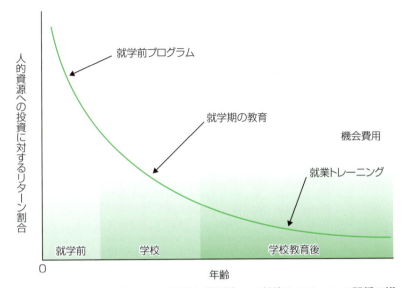

図Ⅱ-49 ヘックマンによる人的資本（教育）への投資とリターンの関係の模式図

就学前など，小さいときほど，投資額に対するリターン（生涯にわたる賃金や健康など）が大きいことが示されている．

〔Heckman JJ, et al：The productivity argument for investing in young children. Review of Agricultural Economics 29（3）：446-493, 2007〕

額に対するリターンが大きい，と主張している（図Ⅱ-49）．ここでいうリターンとは，学校をドロップアウトせずに継続することや，成人期の収入，安定した職業への就職といったことである．

小さい子どもはスポンジのように周囲の情報を吸収していく．そういう時期に習得した能力ほど，その後生涯にわたる行動様式に強い影響を及ぼすのかもしれない．

● 引用・参考文献

1) Fujiwara T, Kawachi I：Social capital and health. A study of adult twins in the U.S. Am J Prev Med 35（2）：139-144, 2008.
2) Honjo K, Iso H, Inoue M, Tsugane S：Adult height and the risk of cardiovascular disease among middle aged men and women in Japan. Eur J Epidemiol 26（1）：13-21, 2011.
3) Barker DJ, Osmond C：Infant mortality, childhood nutrition, and ischaemic heart disease in England and Wales. Lancet 1（8489）：1077-1081, 1986.
4) デイヴィッド・バーガー（著），福岡秀興（訳）：胎内で成人病は始まっている—母親の正しい食生活が子どもを未来の病気から守る．ソニーマガジンズ，2005.
5) Barker DJ, Winter PD, Osmond C, Margetts B, Simmonds SJ：Weight in infancy and death from ischaemic heart disease. Lancet 2（8663）：577-580, 1989.
6) Suzuki K, Tanaka T, Kondo N, Minai J, Sato M, Yamagata Z：Is maternal smoking during early pregnancy a risk factor for all low birth weight infants? J Epidemiol 18（3）：89-96, 2008.
7) Suzuki K, Kondo N, Sato M, Tanaka T, Ando D, Yamagata Z：Gender differences in the

association between maternal smoking during pregnancy and childhood growth trajectories : Multi-level analysis. Int J Obesity 35 : 53-59, 2011.
8) Suzuki K, Kondo N, Sato M, Tanaka T, Ando D, Yamagata Z : Maternal smoking during pregnancy and childhood growth trajectory : a random effects regression analysis. J Epidemiol [Research Support, Non-U.S. Gov't] 22 (2) : 175-178, 2012.
9) Fujiwara T : Socioeconomic status and the risk of suspected autism spectrum disorders among 18-month-old toddlers in Japan : a population-based study. J Autism Dev Disord 44 (6) : 1323-1331, 2014.
10) Goldberg LR : The structure of phenotypic personality traits. Am Psychol 48 (1) : 26-34, 1993.
11) ジェームズ・J・ヘックマン（著），古草秀子（訳）：幼児教育の経済学．東洋経済新報社，2015．
12) Ueda M, Kondo N, Takada M, Hashimoto H : Maternal Work Conditions, Socioeconomic Status, and Vaccination of Children : A Community-based Household Survey in Japan. Prev Med 66 : 17-21, 2014.
13) Holt-Lunstad J, Smith TB, Layton JB : Social Relationships and Mortality Risk : A Meta-analytic Review. PLoS Med 7 (7) : e1000316, 2010.
14) Wada K, Kondo N, Gilmour S, Ichida Y, Fujino Y, Satoh T, et al : Trends in cause specific mortality across occupations in Japanese men of working age during period of economic stagnation, 1980-2005 : retrospective cohort study. BMJ 344 : e1191, 2012.
15) Shimazu A, Demerouti E, Bakker AB, Shimada K, Kawakami N : Workaholism and well-being among Japanese dual-earner couples : a spillover-crossover perspective. Soc Sci Med 73 (3) : 399-409, 2011.
16) Heckman JJ, et al : The productivity argument for investing in young children. Review of Agricultural Economics 29 (3) : 446-493, 2007.

III 健康格差の評価法

1. 健康指標の選び方
2. 健康格差指標の算出

III 健康格差の評価法

1. 健康指標の選び方

<要約>
- 健康格差の評価は「地域」と「個人」の2段階で評価する
- 指標は正確性・代表性・社会的受容性・反応性・容易さの観点で選ぼう

　健康格差対策といっても，健康課題そのものは従来と変わらない．まずは格差の話は横において，従来通り事業の評価の枠組みに沿って評価指標を選ぼう．健康日本21（第2次）では，対策すべきターゲットをがん・循環器疾患・糖尿病・COPD・こころの健康・次世代の健康・高齢者の健康という7分野に分類して，それぞれ数個の指標と目標値を定めている．これらは取り組みの最終的な目標になるので，「最終アウトカム」である[*1]．この最終アウトカムを達成するために，栄養・食生活・身体活動・運動・休養・飲酒・喫煙・歯と口腔の健康という8分野の生活習慣に関連する項目と，健康格差対策として「健康を支え，守るための社会環境の整備に関する目標」を提示している．これらは「中間アウトカム」といえる．

　プロセスやインプットに関しては，個別具体的な事業に特化した指標になるため，健康日本21（第2次）では特段示されていない．各自治体で特定の事業に取り組む際に，どのような資源のインプットが必要か，どのようなプロセスを踏むべきかを考え，個別に設定しよう．

[*1] 健康寿命の延伸と健康格差の縮小を究極的な最終アウトカムととらえるならば，疾患別のアウトカム指標は「中間アウトカム」としてもよい．

1. 健康指標の選び方

 事業の評価の4側面

　事業評価の詳細については本書の範囲を超えるため，ここではごく簡単に紹介するに留める．評価指標の分類法にはさまざまなやり方があるが，地域の社会環境にアプローチする公衆衛生施策の場合，インプット（資源）・プロセス・中間アウトカム・最終アウトカムの4側面に分けるといいだろう．

- インプット指標：活動を進めるために必要な資源に関する指標
  例：単位人口当たりの専門職数・ボランティア数・施設拠点の数・予算額
- プロセス指標：事業がうまく進んでいるかを評価する指標
  例：事業対象の住民の数（分母）に対する参加者（分子）の割合・目標とするイベント実施回数に対する実際の開催回数の割合
- 中間アウトカム指標：事業の最終的な目標となる「最終アウトカム」を達成する中間段階として評価すべき指標
  例：各種の生活習慣をもつ人の割合・歩行時間の平均
- 最終アウトカム指標：事業が最終的に目指す事柄に関する指標
  例：新規要介護認定者割合・死因別死亡率・虐待の発生率

健康格差対策は「地域」と「個人」の2段階で評価する

　健康日本21（第2次）でうたわれているように，健康格差対策には，社会環境の整備が不可欠である．これを受けて，評価も地域レベルの状況と，個人レベルの生活習慣や健康アウトカムという2つのレベルで目標を定めよう．表Ⅲ-1に2つのレベルそれぞれの健康の決定要因と，それに対応する評価指標を例示した．

「数」ではなく「割合」が大事：分母を意識しよう

　事業を評価する際，健康づくりイベントの参加者数などをプロセス指標として提示することがよくある．定期的に開催しているようなイベントの場合，その参加者数の推移を見ることで，期待される人数が集まっているか，イベントが十分魅力的なものとなっているかといった評価が可能となる．ただし，「数」だけの評価では，保健活動を進めるうえで重要な「必要な人に十分サービスが届いているか」という点を評価できない．指標を出す際の「分母」に相当する，「対象とすべき人の数」を把握して「そのうち何人が参加したか」で割る，つまり「割合」でもって評価することも大切だ．

　例えば糖尿病教室を開催するならば，管内の糖尿病有病者数に対する参加割合となる．高齢者の集いの場づくりに向けたサロン事業であれば，サロン参加者数に加えて，サロン事業の対象者数に対する実際の参加者の割合も見てほしい．

　このように，「その介入が必要な人のうち，実際にその介入を受領している人

147

III 健康格差の評価法

表III-1 健康の決定要因と対応する評価指標の具体例

健康の決定要因	評価指標の例
地域レベル（社会環境）	
物理的な環境 （保健医療や交通のインフラ）	公共交通機関までのアクセスが保たれている地域や集落の割合：例）バス停や駅まで500メートル以内の割合（可住地総面積に対する割合など）
	近くに公園やスポーツ施設がない地域の割合：例）公園などが500メートル以内にない人の割合（可住地総面積に対する割合など）
	医療アクセスカバー率：例）1時間以内に到着できる産科医療機関がない地域の割合（可住地総面積に対する割合・小地域別に評価して，その割合など）
地域の社会関係	地域のソーシャル・キャピタル
保健制度の公平性	受診しやすい健診の機会が保たれている人の割合（健診会場までのアクセス，健診開催回数など）
	ワクチンの補助金制度を知っている対象者の割合
その他の社会制度 （雇用・教育など）	長時間労働者の割合
	メンタルヘルス対策をしている職場の割合
	保育の待機児童割合（対象となる児童数に対して）
治安	犯罪件数（可住地単位面積当たり・人口当たり）
	住民防犯パトロール実施エリアのカバー率
個人レベル	
社会背景	生活困窮者の割合
	閉じこもり（ひきこもり），社会的孤立者の割合
	何らかの地域活動に参加している人の割合
生活習慣・行動	健診受診割合
	欠食する子どもの割合
	1日30分以上歩行している人の割合・平均歩行時間・平均歩数など
	喫煙者の割合
健康	健康寿命
	糖尿病有病者の割合
	適正体重維持者の割合
	こころの不調を訴える人の割合

の割合」のことを「介入充足割合（intervention coverage）」という[1]*2.

よい指標の選び方

公衆衛生活動の観点から，どのような指標を選ぶとよいだろうか．尾島

---

*2 介入のニーズに加え，さらに実際にそのサービスを使用しているか，そのサービスの質はどの程度かを加味した「効果充足割合（effective coverage）」を測定する指標も考案されている[2].

(2014)を参考に，たとえとして「高齢者の社会活動」を測定することを想定して，検討すべきポイントについて説明しよう[3]．

1 正確性：評価したい事柄を正確に評価できているか

指標の正確性は，その指標が概念上「的を射た」ものになっているか（妥当性），また，測定の精度が十分か（誤差が少なく，再現性・信頼性があるか）という2つの要素で検討する．例として「閉じこもり者の割合」を指標として用いる場合の妥当性を考えよう．通常閉じこもりは「外出の頻度が週1回未満」かどうかで判断する．週1回未満と明確になっている点はよいが，「外出」の定義は地域性や個人のライフスタイルの影響を受けやすそうだ．畑に行ったり，ご近所の人々とのおしゃべりも外出とみなすかについて明確にしておいたほうがよい．

2 代表性：とらえたい概念を十分代表できているか

測定できる指標の数は限られているため，できるだけ少ない指標で評価したい．上述の「閉じこもり」の指標については，外出が週1回未満か否か，で区切ってしまうと，ほとんど毎日外出するようなとても活発な人の状況の把握に限界がある．その点では代表性はやや難ありかもしれない．

3 社会的受容性：一般市民や行政機関，メディアなど，社会に受け入れられやすい指標か

公衆衛生活動はさまざまな人との連携により成り立つ．その指標が，広く一般の人にわかりやすく，受け入れられやすい指標である必要がある．「閉じこもり」は概念としてもそれなりにわかりやすく，特に突飛な印象も与えない．社会的受容性は比較的高そうだ．

4 （介入に対する）反応性：一定期間（3年など）の取り組みを進めたときに，その指標で変化を観察できるか

どんなに取り組んでもなかなか変化しない指標を使っては，介入の効果判定ができない．地域で集いの場をつくる活動などにより「閉じこもり者の割合」はそれなりに変化しそうだ．反応性は問題なさそうである．

5 容易さ：その指標の算出に必要なデータが手に入りやすく，算出が容易か

公表されている既存統計が使えるのが理想だが，場合によっては独自のアンケートなどが必要だ．測定が難しそうな指標は当然使いづらい．例えば脳画像診断などをしないと測定できないような項目では大勢を評価できない．

III 健康格差の評価法

> **＜具体例＞高齢者保健のための指標：JAGES-HEART**
>
> 　日本老年学的評価研究 Japan Gerontological Evaluation Study (JAGES) は，千葉大学・東北大学・日本福祉大学・浜松医科大学・東京大学などが中心となって進めている．高齢者における健康の社会的決定要因の解明を主なテーマとしているが，その成果を生かして，参加対象自治体の健康格差対策も行っている[*3]．JAGES 調査は，介護保険事業計画策定のための調査として利用してもらうために，同計画の策定年に合わせ3年ごとに実施している．
>
> 　JAGES では，世界保健機関と共同開発した「地域診断と健康格差対策ツール：JAGES Health Equity Assessment and Response Tool (JAGES-HEART)」において，介護予防の観点から，①インプット，②プロセス，③環境，④個人・行動，⑤最終アウトカムの5要素について，A. 市町村全体と B. 市町村内の小地域（通常は旧小学校区）別・所得階層別に評価して地域診断している（表Ⅲ-2）[3]．

[*3] 詳細はウェブサイトを参照（http://www.jages.net/）．

1. 健康指標の選び方

表Ⅲ-2 JAGES-HEARTのコア評価項目

		指 標 名	計算方法	利用するデータ
①インプット	1	介護予防事業予算額（高齢者一人当たり）	介護予防事業予算額/高齢者数	介護予防事業予算額は自治体へのアンケートによる．高齢者数は国勢調査による
②プロセス	2	介護保険料	なし	第一号保険料
③環境（中間アウトカム）	3	趣味の会参加割合	趣味の会参加者/回答者	アンケートによる
	4	スポーツの会に参加の割合	スポーツの会参加者/回答者	アンケートによる
	5	生活保護世帯割合	生活保護世帯数/世帯数	生活保護世帯数は生活保護被保護実世帯数による．世帯数は住民基本台帳による
④個人・行動（中間アウトカム）	6	主観的健康感が良い者の割合	「一般的に人は信用できる」の質問に対して「はい」または「場合による」の割合	アンケートによる
	7	閉じこもり高齢者割合	外出頻度が週に1回未満	アンケートによる
	8	1年間の転倒歴	1度以上転倒した人の割合	アンケートによる
	9	歩行時間	1日平均歩行時間30分未満の人の割合	アンケートによる
	10	残歯数	20本以上の人の割合	アンケートによる
	11	やせの人の割合	BMI 18.5未満	アンケートによる
	12	基本チェックリスト認知症項目該当者割合	なし	アンケートによる
	13	うつ	GDS15項目版で10点以上	アンケートによる
	14	助け合っている人の割合	ソーシャルサポートの授受の設問（問A）のすべての設問において，7以外を回答している人の割合	アンケートによる
	15	交流する友人がいる人の割合	「この1か月間，何人の友人・知人と会いましたか」の設問で3人以上と回答した人の割合	アンケートによる
	16	（過去1年間の）健診受診者割合	過去1年間に健診を受けた人の割合	アンケートによる
	17	現在喫煙している人の割合	なし	アンケートによる
⑤最終アウトカム	18	要介護認定者割合	なし	介護保険事業状況報告（年報）
	19	新規要介護認定者割合	なし	介護保険事業状況報告（年報）
	20	総死因死亡率	なし	人口動態統計
	21	死因別死亡率	なし	人口動態統計
	22	幸福度	「あなたはご自分がどの程度幸せだとおもいますか」に対して連続値で回答する設問値の平均値	アンケートによる

●引用・参考文献

1) Boerma T, AbouZahr C, Evans D, Evans T：Monitoring intervention coverage in the context of universal health coverage. PLoS Med 11（9）：e1001728, 2014.
2) Ng M, Fullman N, Dieleman JL, Flaxman AD, Murray CJL, Lim SS：Effective Coverage：A Metric for Monitoring Universal Health Coverage. PLoS Medicine 11（9）：e1001730, 2014.
3) 尾島俊之, JAGESプロジェクト：Urban HEARTの枠組みを活用した介護予防ベンチマーク指標の開発. 医療と社会24（1）：35-45, 2014.

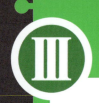

III 健康格差の評価法

2. 健康格差指標の算出

<要約>
- 健康格差指標には相対指標と絶対指標がある
- 集団間に順序があるか,数値の精度が高いかなどにより使用する指標を選ぼう

健康格差の指標とは,集団間のばらつきの指標

　ある自治体内には30の地区(包括圏域や小学校区など)があるとしよう.男性の喫煙割合の平均は30%,最大はB地区の42%,最少はG地区の17%である.グラフにすると図III-1のようになる.さて,この自治体内の「男性喫煙割合の地域間格差」をどう表現する?

　最も直観的でわかりやすいのは最大と最小の値の**差**だろう.つまり,最大の喫煙割合であるB地区の42%から最小のG地区17%を引いて,25%である.この地域では喫煙割合に最大で25%の格差があるというわけだ.最大と最小の値の**比**を思いついた人もいるかもしれない.つまり,42%を17%で割って,2.5となる.この自治体では喫煙率が最も高いところと最も低いところで2.5倍の格差がある,と解釈できる.

　これらはいずれも立派な「健康格差指標」である.健康格差を「見える化」するには集団の間の値の「違い」,あるいは値の「ばらつき」を表現すればよい.

　統計を少しでも学んだことがある人ならば「ばらつきの指標」と聞くと分散や標準偏差を思い浮かべるかもしれない.その通り,それらも格差指標として利用できる.

　ただし,これらの比較的シンプルな格差指標にはそれぞれに注意が必要であ

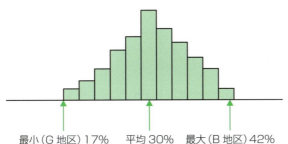

図Ⅲ-1　ある自治体の男性の喫煙割合のヒストグラム

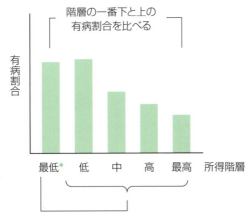

図Ⅲ-2　所得階層間の有病割合格差の評価
最低の群と最高の群とを比べたり，特定の集団とそれ以外とを比べたりできる．後者の場合，低〜最高群の値は1つにまとめる．
＊生活保護基準に満たない所得階層など．

る．この章では，上記のような単純なばらつきの指標の活用法と注意点に加えて，**もう少し洗練した方法**についても説明する．

まず集団別に指標を算出

　格差指標を算出するには，まず目的とする指標について，個人や集団ごとに測定する．地域格差を見たければ地域別に，所得階層間の格差であれば所得階層別に評価する．特定の社会弱者層（例えば生活保護世帯など）と一般集団との格差を評価したければ，そのように特定の集団とそれ以外とに二分して評価する（図Ⅲ-2）．

III 健康格差の評価法

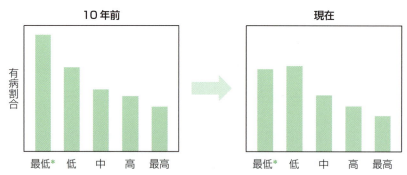

図III-3 格差の経年変化の評価：集団間格差は減った？ 増えた？
＊生活保護基準に満たない所得階層など．

指標化の際の視点

図III-2のように，集団別に測定したデータを並べてみると，確かに所得階層間で有病割合が違う＝格差があることがわかる．次に，その格差が10年前と比べて広がったかどうかを評価しよう．そこで，10年前のデータについても同じグラフを作ってみた（図III-3）．作ったグラフを横に並べてみると，なんとなく格差は縮まっているように見えるが，グラフのみでは明確に「縮まったか否か」に答えられない．そこで格差指標を用いれば，格差が経年的に拡大しているのか縮小しているのかを数字の変化で明確に示すことができる．指標化することで，格差を経年比較したり，自治体間の比較をしたり，目標設定したりすることができる．

格差指標としてはさまざまなものが提案されているが，それぞれに特徴が違う．実際の指標を紹介する前に，健康格差指標を算出する際の4つの視点をおさえておこう．

1 どの集団同士を比較するか

特定の集団を全体の平均値と比較したり，最も値のよい集団と最も悪い集団とを比較する，といったことが考えられる．

2 集団に順序があるか

所得や学歴[*1]による健康格差のように，集団間に明確な「順序」がある場合と，

[*1] 学歴は明確な順序づけが難しい場合がある．特に高等教育などは難しい．高等専門学校・短期大学・4年制大学などいろいろあり，順序づけに苦慮する．おおむね近いカテゴリーをまとめてしまうなどで対応することが多い．旧制中学などが存在した高齢者のデータを扱うときは，学制が年代によって変わっているためさらに厄介だ．国際比較でも，国ごとの学制の違いを考慮しなければならないため調整が必要．

地域格差や人種・民族間格差のように，明確な順序が想定できない場合がある．

3 差で評価するか，比で評価するか

集団間の「差」を見る指標を「絶対指標」，「比」を見る指標を「相対指標」という．両者は意味合いや解釈が異なる．

4 集団間のサイズ（人数）の違いを考慮するか

例えば，地域の中で極端に人数が少ない集団の値と，大部分を占める集団の値を比べるとき，その集団の人数を考慮するかしないか（重みづけなどにより）で算出した値が異なってくる．多くの在日外国人がいる地域で，国籍間のがん検診受診割合格差を評価したいとする．「大多数を占める日本人」の受診割合と，その次に多い「アジア人」，そして「数十人しかいない南米からの人たち」の受診割合を同じ重みで扱う場合と，各国籍の集団の人口割合を考慮する（人数が多い集団ほど，指標の重みを大きくする）場合とでは，格差指標の値は大きく異なるし，算出した値の解釈も違ってくる．

実際の格差指標

では，実際の格差指標について解説しよう．

「差」と「比」

格差指標として使える最もシンプルな指標は集団間の値の「差」や「比」である．誰でも計算できるし，解釈も簡単である．健康日本 21（第 2 次）の「健康寿命の都道府県格差」（第Ⅰ章 1 節図Ⅰ-1，p.3）は，最大値と最小値の「差」の指標の例だ．男性の場合，最大の愛知県と青森県の差である 2.79 歳の「格差」があるとして，その差を「縮小する」ことを目指している．

集団間の値の差や比は，通常の疫学研究でも汎用されている．例えば血圧が高い群と低い群との間の脳卒中の罹患率の差や比をそれぞれ寄与危険，相対危険として算出する．健康格差の評価の場合，この健康リスク（血圧）に当たる変数を所得・職業・地域などに変更することになる．例えば，最高所得群に対する最低所得群の罹患率比を示せば，所得階層による罹患率格差が何倍であるかを示すことができる[*2]．高所得に対して，低所得であることの「相対危険」とも言い換えられる．

[*2] 同じように，「もし特定の社会的リスク（貧困など）がなかったら何人の死亡が防げるか」を表す集団寄与危険やその割合を指標とすることもできる．

III 健康格差の評価法

どの集団同士を比較するか

　差や比を計算するときは，比較する2つの集団を選定することになる．A地域とB地域といった具合に集団が2つしかない場合は迷う必要はないが，多くの場合，比較対象は複数ある．比較する集団選びには，次のようにいくつかのパターンがある．評価の目的に応じて選ぼう．

1 順序がある場合
　例) 所得階層・学歴・職業階層
パターン1：階層が最も高い集団と最も低い集団を比較
パターン2：平均的な階層の集団とそれ以外をそれぞれ比較
　必ずしもトップの階層（最高所得層など）と比較しなければならないわけではない．ごく平均的な社会状況の人と比べて，貧困層ではどの程度不健康か，といった比較データも有効な場合があるだろう．

2 順序がない場合
　例) 地域・人種
パターン1：健康指標の値が最も高い集団と最も低い集団を比べる
パターン2：平均値や中央値とそれ以外を比較
パターン3：単純な2つの集団間の比較ではなく分散やその類似指標など，ばらつきに関する統計量を使う
　パターン1は簡便だが，最大値や最小値など，極端なデータは偶然誤差の影響が強いことが多いので注意が必要である．特にサンプル数が少ない集団の場合，偶然極端に大きな値をとったりすることがよくある（図III-4）．そのような場合，最高と最低の数値の比較をすると，とんでもなく格差が大きいように表現してしまう．

3 特定の集団に関心がある場合
　例) 所得階層中の生活保護水準以下の集団とそれ以外
　　　相対的貧困基準以下（例：所得中央値の半額以下）の集団とそれ以外
パターン1：その集団とそれ以外を比較
パターン2：その集団と全体（あるいは平均的な値の集団）とを比較

絶対指標と相対指標

　前述のように，値の「差」が表す「絶対指標」と「比」が表す「相対指標」は，示すものが違う．そのため，通常は両者を合わせて評価することを推奨する．絶対

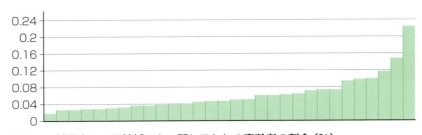

図Ⅲ-4　某調査による地域ごとの閉じこもりの高齢者の割合（%）
最大値をとる地域の割合は突出している．極端な値をとる集団はサンプル数が少なく，偶然その値を示してしまったにすぎないことが多い．

指標で評価すると格差は減少傾向なのに，相対指標で評価すると増加傾向になる，ということもある．

　例を挙げて説明しよう．ある町に富裕層が多いA地区と貧困層が多いB地区があるとする．その町で何らかの保健プログラムを行い，死亡率をアウトカムとしてプログラムの評価を行った．プログラム開始前，A地区の死亡率は単位人口当たり50，B地区はその倍の100であった．したがって，図Ⅲ-5の点線で囲った部分に書かれているように，プログラム前の地区間格差は絶対指標（差）でみると100－50＝50ポイント，相対指標（比）では100/50＝2.0倍の違いとなる．

　3年間のプログラムが終了した時点で，再度死亡率を確認したところAは50から30へ20ポイント減少，Bは100から70へと30ポイント減少した．貧困層が多いB地区での頑張りが奏功したといえる．

　さて，貧困層の多いB地区のほうが絶対値としては変化が大きかった．それではAとBの地区間格差は減っただろうか．プログラム終了後の地区間格差を見てみよう．絶対指標では70－30＝40ポイントと，期待どおり，開始前よりA-B間の絶対差は10ポイント縮小した．

　ところが相対指標（比）を取ってみると，プログラム後は70/30＝2.3倍．なんとプログラム開始前の2.0より相対格差は増大したことになる．絶対指標と相対指標で，結論が逆になってしまった．Bのほうが絶対値としては低下が大きかったが，もともとAの倍の死亡率であったため，変化割合としては少なかったことが，この理由である．Aの変化割合は(50－30)/50×100＝40%であったのに対して，Bの変化割合は(100－70)/100×100＝30%であった．

　以上のように，2つの集団間の値の差や比を格差指標として使う場合には以下に留意されたい．

＜2つの集団間比較の注意点＞
● 精度が低い場合がある：比較する集団の健康指標の値が偶然極端に高い値や低い値をとる（偶然誤差が大きい）ことがある．特にその集団に属する人数が少

III 健康格差の評価法

		死亡率		変化
		プログラム開始前	プログラム開始後	差
集団	富裕層の多いA地区	50	30	−20
	貧困層の多いB地区	100	70	−30
集団間格差	差（B−A）	50	40	
	比（B/A）	2.0	2.3	

図Ⅲ-5 差と比の違いの例
集団間の格差は，プログラム開始後，絶対指標（差）でみると10ポイントで「減少」．ところが，相対指標（比）でみると2.0倍から2.3倍へと「増加」と判断される！

ない場合は注意．
- 複数の集団のデータがあるのに2つの集団分しか使用しない：複数の集団の数値があるのに，この方法ではそのうちの2つの集団の値しか使わない．使用する2つの集団のデータの一方でも，何らかの理由で誤差が大きな値をとっていると，格差指標も極端な値になってしまう．
- 集団ごとのサイズ（人数）の違いが考慮されていない．

これらの課題を克服するためには，より洗練された指標を使うとよい．次に，その代表的なものについて説明しよう．

「格差勾配指数」と「格差相対指数」：より洗練された指標

健康格差を評価することを目的として開発された指標に，絶対指標の「格差勾配指数」(Slope Index of Inequality：SII)と相対指標の「格差相対指数」(Relative Index of Inequality：RII)がある．この2つには以下のような利点と使用の際の「条件」がある．

＜格差勾配指数・格差相対指数の利点＞
- 解釈しやすい：格差勾配指数は集団間の「差」とほぼ同じように解釈できる．
- 集団のサイズが考慮されている．
- すべての集団の値を用いるので，偶然誤差を小さくできる．

＜格差勾配指数・格差相対指数が使える条件＞
- 健康格差に順序がある指標であること（所得・学歴など）
- 階層が上がるごとに，健康指標がほぼ一様に・直線的に上昇または低下すること

グラフで説明しよう．図Ⅲ-6に，例として学歴による死亡率格差を想定して示した．まず，縦軸に健康指標（死亡率），横軸に学歴を順番に並べる．その際，各集団の占める割合分の幅をもたせる．次に，最小二乗法などの一般的な方法

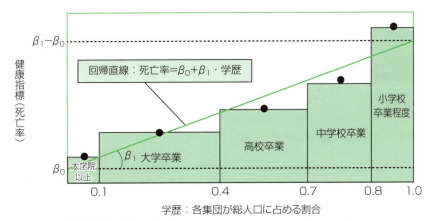

図Ⅲ-6　格差勾配指数と格差相対指数の計算（学歴別の死亡率格差を例に）
格差勾配指数 SII（学歴が最大と最少の人の死亡率の差に相当）＝ β_1（回帰直線の傾き）
格差相対指数 RII（SII を相対指標にしたもの）＝ SII（β_1）／平均値

で，回帰直線を引く．回帰直線の傾きが格差勾配指数 SII に相当する[*3]．

回帰直線がグラフの横軸の両端を結んでいることから，格差勾配指数 SII は「全体の中で最も低学歴な人と最も高学歴な人との死亡リスクの差」と解釈できる．

格差相対指数 RII は SII を全体の死亡率の平均値で割ることで求められる．

その他の「ばらつき」に関する指標

健康格差は健康状態の集団間の「ばらつき」であるから，ばらつきを示す統計値はどれもその指標になる．例えば，平均値のばらつきを示す標準偏差も，地域間の健康格差など，順序がない健康格差を表す格差指標として使える．

表Ⅲ-3 に，差や比，SII，RII も含め，比較的よく使われる格差指標とその特徴をまとめた．いずれも一長一短だが，さまざまな職種に理解してもらうことが必要な公衆衛生活動にとっては，「解釈の容易さ」の観点で，これまでに説明した差，比，SII，RII が使いやすいだろう[1]．

実際の使い方

前項で仮想データを使って絶対指標と相対指標で健康格差の推移の判断が異なる場合があることを説明した．実際のデータでも同じような観察結果が得られている（図Ⅲ-7）．健康格差対策において絶対指標と相対指標を実際にはどう扱い，

＊3 統計ソフトを使うと簡単．エクセルでも可能．資料編に，健康格差指標を専用に計算してくれるフリーソフト：HD*Calc の使用法をまとめた日本語資料の情報を紹介する（p.172）．

III 健康格差の評価法

表III-3 健康格差指標の種類と特徴（○：十分である，△：場合により問題あり，×：常に問題がある）

	定義	解釈・課題点	絶対or相対	順序	精度	計算方法の簡便さ	比較可能性	解釈の容易さ
分散・標準偏差	分散 $=\frac{1}{n}\sum_{i=1}^{n}(x_i-\bar{x})^2$　n：標本数　x_i：i（個人）の健康　標準偏差 $=\sqrt{分散}$　$\bar{x}$：xの平均	ばらつきの最も一般的な指標．平均値の影響を受ける	絶対	なし	○	○	△	×
変動係数	標準偏差を平均値で除したもの	標準偏差は平均値の影響を受けるため，それを標準化したもの	相対	なし	○	○	○	×
群間分散	$\sum_{j=1}^{J} p_i(y_i-u)^2$　p：集団 j の人口　y_i：集団 j の健康指標の平均　u：全体の健康状態の平均	集団間の大きさの違いを加味した分散	絶対	なし	○	○	○	×
値の差	集団間の値の差（割合の差・率の差・寄与危険）．単純な差をとったり，回帰分析により多変量調整して求める	特に小さい集団のデータを用いる場合偶然誤差に注意	絶対	あり	△	○	△	○
値の比	集団間の値の比（割合の比・率の比・オッズ比・相対危険）．単純な比をとったり，回帰分析により多変量調整して求める	特に小さい集団のデータを用いる場合偶然誤差に注意	相対	あり	△	○	△	○
格差勾配指数（Slope Index of Inequality：SII）	社会指標の順序により集団を並べ，X軸状に最大1となるように累積人口割合順に並べ各集団のyに集団の健康指標の平均値を割り当て，回帰したときの勾配（β_1）　$y_j = \beta_0 + \beta_1 X_j$　j：集団　y_j：j中の個人の健康指標の平均　X_j：j中の個人の社会ランクの平均　β_0：回帰によって推定された最もランクの低い個人の健康指標の値　β_1：SII（最も社会ランクが高い者と低い者との健康指標の差の推定値）	値の差とほぼ同様に解釈可能．すべてのデータから推定するため精度が高くバイアスの影響が少ない．集団のサイズも考慮．平均値の変化の影響を受ける	絶対	あり	○	△	△	○
格差相対指数（Relative Index of Inequality：RII）	格差勾配指数を平均値で除したもの	平均値の変化の影響を調整してあるため	相対	あり	○	△	○	△
KM格差相対指数（Kunst & Mackenbach's RII）	SIIの計算式において，$(\beta_0+\beta_1)/\beta_0$ で算出したもの	最も社会階層の低い者と最も高い者との健康指標の値の比と同等に解釈できる．極端に大きな値をとる場合があるので注意	相対	あり	○	△	○	○
集中度指数	SIIと同様に社会経済状況ごとの累積人口をX軸に並べ，各集団の健康指標の平均値の点を結び，それと対角線（格差が0の場合の線と一致）との間の面積の2倍をとったもの	スケールを合わせるとSIIと同じになる	絶対・相対	あり	○	×	○	×

健康格差指標についての詳細は文献2）と3）を参照のこと．

〔近藤尚己：地域診断のための健康格差指標の検討とその活用．医療と社会 24（1）：49, 2014 に追加・改変〕

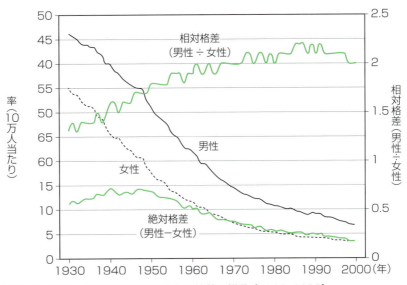

図Ⅲ-7 米国の胃がん罹患率の男女間格差の推移（1930-2000）
男女ともどんどん改善し，絶対指標（罹患率差）も改善．しかし相対指標（比）で見ると格差は上昇傾向が続いている．米国の胃がんの格差対策は成功しているといえるか？
〔Wingo, PA. et al：Long-term trends in cancer mortality in the United States, 1930-1998. Cancer 97（Suppl 12）：3133-3275, 2003 および SEER Cancer Statistics Review, 1975-2000 より〕

どう解釈するのが適正なのだろうか．これには「こうすべきだ」という明確な決まりはないが，まずは以下のようなステップで扱ってみることを提案したい．

ステップ1　まず，集団（各社会階層や地域）ごとの傾向を見る．先ほどの仮想的なA地区とB地区の比較データに関して言うと，両地区とも死亡率は減少している．これは対策の成果を示す重要な点として評価できる．

ステップ2　絶対指標（差）を見てみる．貧困層の多いB地区での変化量が多かったため，AB間の絶対格差が減少している．本プログラムは健康格差対策に一定の貢献をしていると結論してよいだろう．

ステップ3　相対指標（比）を見てみる．相対指標（比）で見ると格差はやや増大，となってしまう．これでガッカリしてはいけない．数字の性質上，死亡率などの値が小さくなる（健康になる）につれてその比を縮めるのは差を縮めるよりも次第に難しくなる．

絶対指標が減少しても，このように相対指標はそれほど下がらなかったり，今回の例のように，上がってしまったりする．上記のステップ1と2で，各集団のいずれも改善傾向であること，絶対指標で見た格差が減少していることが確認されれば，短期目標としては成功といってよいだろう．長期的には，相対指標の改善を目指すべき場合もある．

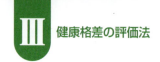

社会経済状況に関する主な指標

　地域格差だけでなく，ほかにもさまざまな健康格差の評価軸がある．公正の観点からは，個人の社会経済状況に基づく健康格差の評価は欠かせない．生活に困窮している人や社会的に弱い立場にある人が際立って不健康であったり，必要な保健サービスへのアクセスが制限されていないかを継続的に評価するべきだろう．

　社会経済状況の指標としては所得や学歴・職業などが最もよく用いられる．表Ⅲ-4 に社会経済状況の指標としてよく使われるものを列挙した．それぞれの特徴を踏まえて選択しよう．

　社会的な地位や階層を表現するには，国や地域による働き方や教育制度，文化的背景などさまざまなことがかかわってくる．英国などでは「社会階層（social class）」という明確な定義があるが，日本に英国式の階層区分をそのまま当てはめることは難しい．特に女性の社会的役割は欧米とアジアとで大きな隔たりがあるため，日本における女性の社会階層の評価法は研究途上である[6]．

表Ⅲ-4　よく使われる社会経済状況の指標

種類	指標	定義	特徴・注意点
所得や財産に関する指標	世帯所得・世帯収入	生活をともにしている世帯全体の所得や収入	物質的な生活の豊かさや購買力を見る一般的な指標．確定申告書類などを見るとある程度正確にわかる．税や社会保障費を差し引く前の世帯収入・税や社会保障費を引いたあとの可処分所得など 世帯構成員の数によって価値が大きく変わるため，通常1人当たりに換算した「等価世帯所得」を用いる．具体的には，世帯所得を世帯人員数の平方根で割った値を等価世帯所得として用いることが多い <注意点>高齢者など，預貯金などの資産への依存度が高い場合は純粋に購買力を表さない
	個人所得	本人の所得総額	その人1人でどれだけ稼いでいるかの指標 <注意点>家計をともにする人がいる場合，物質的な豊かさを正確に反映しない
	資産	不動産なども含めた資産の合計	理論上は所得よりも実際の豊かさを反映する <注意点>測定が困難（「資産おいくらですか」と聞いてもすみやかに答えられる人は少ない）
	財産・保有物	テレビ・冷蔵庫・持ち家など	物質的な豊かさを直接測定できる．社会で標準的な家庭が所有している物品やサービスを列挙して，それを所有していない場合「相対的剥奪」状態とする．貨幣経済が未発達な地域でも使える <注意点>膨大な「持ち物リスト表」に答えてもらう必要があるため測定が大変．日本でも，貧困状態の評価に使われている（表Ⅲ-5）[4]
	消費額	月々の支払い総額など	所得よりも，実際の購買力を反映しやすいことが知られている <注意点>測定が難しい（先月いくら使いましたかと聞かれても家計簿をつけていない限り答えるのが難しい）
	暮らしぶりの自己評価	生活が厳しいか，ゆとりがあるかなどについて	比較的答えやすい．例：「あなたの現在の経済的な暮らしの状況を総合的に見て，どう感じていますか（苦しい・やや苦しい・ややゆとりがある・ゆとりがある）」（JAGES調査） 幼少期について聞くこともある：「あなたが15歳だったときの経済状況はどうでしたか」 <注意点>主観的な評価なので，そのときの心身の健康状態やそのほかの要因の影響を受けやすい．過去について聞く場合は思い出しバイアスがある
教育に関する指標	学歴	小学校・中学校・高校・大学など，どこまでの教育を受けたか	学歴は，その後の職業や所得などを決定する重要な社会経済要因．学歴はアンケートでも比較的答えやすく，記憶も明確なので未回答が少ない <注意点>教育制度はたまに変更する．高齢者へ聞くときは特に注意が必要．例えば旧制中学校と新制の高等学校などの擦り合わせが必要
	教育年数	これまでに受けた教育年数	小学校なら6年，4年制大学なら13年など．連続変数として扱えるので便利 <注意点>同じ年数でも，受けた教育の質の違いはとらえられない
職業・雇用に関する指標	職業	管理職/専門・技術職/事務職など	人口動態統計や国勢調査における標準区分がある．国際的には国際標準職業分類（International Standard Classification of Occupations：ISCO）がある．産業や企業規模，職位なども使う <注意点>職業の種類は地域によって分け方が異なる
社会保障制度に関する指標	生活保護などの受給	生活保護などを実際に受けているか，その基準に当てはまるかなど	社会保障の対象者とそれ以外との健康格差を評価できる <注意点>生活保護受給者など社会弱者は一般的なアンケート調査には参加しづらい傾向があるため，脱落や未回答が多い．できるだけ公的データを活用すべき
	年金種別	国民年金・厚生年金など	年金や健康保険の種別は，就労状況や企業の規模などを反映する．比較的把握しやすい．所得などが把握できないときに代用するものとして使える
	健康保険種別	国民健康保険・協会けんぽなど	<注意点>制度がたびたび変わるため，意味合いも変化する
社会階層	社会的地位の自己評価	MacArthur's ladderが有名	「地域の人々の地位を10段のはしごにたとえるとして，あなたの位置は何段目だと思いますか？」と聞く．さまざまな社会経済指標を複合的に加味して，自己評価してもらう．所得などの指標よりもその後の健康アウトカムの予測力がよいという報告がある[5]
その他	地域の社会経済状況	Area Deprivation Index, Multiple Deprivation Indexなど	地域の平均所得や学歴，職種の割合などから地域単位で社会経済状況を評価する．個人の所得データなどが入手できなくても，その集計値を使える．その地域の評価に使うだけでなく，その地域の住人の社会経済状況を表す代用変数にも用いることがある（次ページの BOX 参照）

表Ⅲ-5 相対的剥奪状況を評価するのに用いられる項目例[4]

日用品
　テレビがない
　冷蔵庫がない
　冷暖房機がない
　電子レンジがない
　湯沸かし器がない

住環境
　家族専用のトイレがない
　家族専用の炊事場がない
　家族専用の浴室がない
　寝室と食卓が分かれていない

社会生活
　電話がない
　喪服がない
　親戚の冠婚葬祭に欠席した
　ライフラインサービスを止められた

医療受診（保障）
　経済的理由から受診を抑制した

これまでに報告されている相対的剥奪指標の項目一覧については資料編174ページを参照.
〔斉藤雅茂,他：高齢者における相対的剥奪の割合と諸特性：JAGESプロジェクトによる横断調査より.季刊・社会保障研究 50(3)：312, 2014 より一部抜粋〕

BOX 地域の社会経済状況を評価する「地域剥奪指標（Area Deprivation Index）」

　所得や学歴や職業などの社会経済的な状況について，個人単位のデータを入手するのは難しい場合がある．独自のアンケートを行って直接聞くこともあるが，特に所得などは答えにくい項目であるため無回答の割合が高い．通常政府は税に関するデータなどで国民1人ひとりの所得は把握しているが，そのデータを借りるのは難しい．

　一方で，そういった情報を地域単位で集計したデータは広く公表されている．例えば国勢調査では10年に一度社会経済状況に関する情報を収集している．町丁字レベルで集計したデータが総務省統計局 e-stat のホームページ（https://www.e-stat.go.jp/SG1/estat/eStatTopPortal.do）からダウンロードできる．これらを活用すれば，小地域単位で社会経済的な状況を把握して地域の社会経済状況別の健康格差を評価できる．

　地域ごとの失業率や低所得者の割合，学歴など複数の指標を合計して作成した「地域剥奪指標（Area Deprivation Index：ADI）」の活用が国際的にも広がっている．

　国内では，中谷らが大阪などのデータを使って，町丁字単位で ADI を測定して地域単位の健康格差を見える化する試みを進めている（図Ⅲ-8）[7]．ADI にはさまざまな算出法が提案されており，一長一短がある．

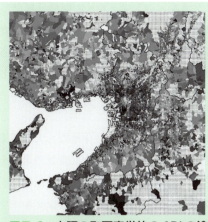
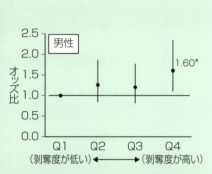

図Ⅲ-8 大阪の町丁字単位のADIの塗り分け図（左）と，ADIを4分位に分け，主観的健康感がよくないと答えるオッズ比を計算（右）

中谷ら（2014）より著者の許可を受けて転載[8]．全国のデータで分析すると，ADIが最も高い（近隣の経済状況がよくない）地域に住んでいる男性は，最も低い地域に比べて1.6倍主観的健康感が悪かった（女性では関連なし）．総死亡率や詳しい部位別のがんの死亡率をADI別に評価した結果も公表されている[7,9]．

健康格差の評価のその他の注意点

サンプリング割合・回収割合

　標本調査のデータを用いる場合は各集団ごとのサンプル数が十分確保されていることや回収割合が著しく低くないことを確認しよう．1集団に少なくとも100名程度のデータが含まれていないと，割合や平均値の値の誤差が大きくなってしまう[*4]．また，回収割合や回答割合が低い場合は，未回答を起こす何らかの理由があることが多く，バイアスとなる．少なくとも60％以上の回答割合を確保したい．

年齢などの「交絡」への対応

　交絡は衛生統計を扱う際の基本事項である．病気のなりやすさは，年齢や性別などによって大きく異なるため以下のような方法で必要十分に対応しよう．
- 層別のデータを使う・特定の層に限定する（性別・年齢階級別など）
- 標準化する（直接法や間接法で）

---

*4 自殺率など，もともと死亡者数が少ない場合は偶然誤差の問題がどうしてもつきまとう．困ったら生物統計や疫学の専門家へ相談を．

III 健康格差の評価法

- 統計的に調整する（マンテル・ヘンツェル法や回帰分析などを用いて）

年齢階級別など，層別に観察するのが最も簡便である．しかし，サンプル数が少ない場合などは，細かく層別にできない場合がある．また各層ごとに値が出てくるため，比較や解釈がややこしくなる場合がある点に注意しよう[*5]．

社会階層をいくつにグループ分けするか

所得なら高所得者・中所得者・低所得者，学歴なら大学卒業以上・高校卒業程度・中学校卒業程度以下といったように，社会的背景の違いをグループ分けする必要がある．地域格差を見る場合も，都道府県別・市区町村別・二次医療圏別・小学校区別とさまざまな評価単位がある．このようなグループ分けの仕方については次のように考えてみよう．

1 連続値あるいは順序がある場合

例：所得・教育年数・職業階層・地域の平均所得

方法1：各グループ内の人数ができるだけ同じになるように「等分」する

比較するグループのサイズが近いほど，健康格差を評価するときの統計的な検出力が大きくなる．サンプルサイズが十分大きければ，細かく分けたほうが精度よく観察できる．

方法2：公衆衛生上意味のある値で区切る

統計的には等分にするほうがよいが，それだと解釈しづらい場合がある．例えば「所得10分位間の健康格差は○○倍」といわれても，ピンとこない．そこで，施策との関係で意味のある区切りを採用することも一案である．例えば所得については以下のような区分が考えられる．

- 生活保護基準以下とそれ以上で分ける
- 相対的貧困基準（所得中央値の半額）や所得中央値などで区切る
- 介護保険料区分（介護保険料を算定するのに自治体が定めている所得区分）で分ける

2 順序がない場合：地域・人種/国籍・職業

この場合，可能な限り公衆衛生上意味のある区分けをしたい．とはいえ，データの制約がある場合も多い．その場合は代替法を用いる．

地域の区分けの場合，地域診断を行う際の単位を用いるのがいいだろう．保健所が管轄内の市区町村比較をするのであれば，そのまま市区町村単位で評価す

[*5] 標準化した値は必ずしもその地域の実情を表さない．「観察対象の集団が基準集団の年齢構成だったとしたら」という仮定を意識すること．

る．市区町村の担当者が，自身の市区町村内で小地域間比較をしたい場合は行政上意味のある区分けを用いるのが一般的だろう．学区（小学校区・中学校区など）・地域包括支援センターの管轄区・町内会や自治会の区分け・（合併前の）旧市町村区分などが考えられる．島しょ部であれば，島ごとや島の中の主だった集落ごと，といった区分けも使えそうだ．

評価する項目によって，地域の区分けが大きすぎたり小さすぎたりする場合がある．大きな行政区単位だと，地域ごとの「暮らしぶり」の違いを反映しづらくなる．1つの地域の中に農村地域・工業地帯・住宅地・外国人が多く居住する地域・大規模団地地区など，さまざまなエリアが混在している場合に，全部ひっくるめて1つの値を算出してしまうと，どのような背景をもった人々を代表している値なのかわからなくなってしまう．地域の特性の違いによる健康格差を評価したいならば，そういった地域の単位で測定しよう．

反対に，測定単位が小さすぎると一地域ごとのサンプル数が少なくなり値の精度が落ちる．統計的な制約と公衆衛生的な意義のバランスを考慮しよう[*6]．

健康格差経年変化を観察する際の注意点

健康格差の経年変化を見る場合に意識したいのが，以下の点である．

1 社会階層指標の意味の変化

例えば，所得階層による健康格差を見る場合，貨幣価値の変化への対応が求められる．30年前の300万円と現在の300万円では価値が違う．毎年同じ所得のカットオフ値（区分）で健康格差の経年変化を観察する場合には解釈に注意を要する．特定の年代や場所の貨幣価値に合わせて調整した所得区分の値を使ったり，分位点（所得5分位など）を用いるなどの代替策がある[*7]．

2 健康アウトカムの定義の変化

同じ病名であっても，その定義が年々変化することがある．各時期の定義が同じであることを確認しよう．定義が変化している場合，それを「すり合わせる」作業が必要だ．死因別死亡率格差の経年比較をする場合は，国際疾病分類（ICD）のバージョン変更への対応が求められる．

繰り返し測定による質問紙調査データを2次利用する場合も，質問項目がマイ

[*6] 最近では地理情報システム（GIS）の発達により，行政区にとらわれない区分けも容易になってきている．1辺が500メートルや1キロメートルとなるようにブロック分けした単位（メッシュ）ごとに評価する，といったことも可能．

[*7] それぞれのやり方で数値の意味合いが異なる．詳しくは社会疫学や経済学の専門家と相談のこと．

ナーチェンジしていないかをチェックしよう．例えば「○○○ができますか」という質問が，ある調査年から「○○○していますか」に変わったりする．文言が変われば，基本的には別の指標であると考えておいたほうがいい．

3 地域区分の変化

市町村合併で自治体が大きくなったり，自治体内の小地域間の境界が変わることがよくある．地域格差の経年比較をするような場合に調整が求められる（ただし，かなり複雑で手間のかかる作業になる）．

●引用・参考文献
1) 近藤尚己：地域診断のための健康格差指標の検討とその活用．医療と社会 24 (1)：47-55, 2014.
2) Mackenbach JP, Kunst AE：Measuring the magnitude of socio-economic inequalities in health：An overview of available measures illustrated with two examples from Europe. Soc Sci Med 44 (6)：757-771, 1997.
3) Harper S, Lynch J：Methods for Measuring Cancer Disparities：Using Data Relevant to Healthy People 2010 Cancer-Related Objectives. US National Cancer Institute, 2007.
http://seer.cancer.gov/archive/publications/disparities/measuring_disparities.pdf#page=66
4) 斉藤雅茂，近藤克則，近藤尚己，尾島俊之，鈴木佳代，阿部彩：高齢者における相対的剥奪の割合と諸特性〜JAGESプロジェクト横断調査より〜．季刊・社会保障研究 50 (3)：309-323, 2014.
5) Singh-Manoux A, Marmot MG, Adler NE：Does subjective social status predict health and change in health status better than objective status? Psychosom Med 67 (6)：855-861, 2005.
6) Hiyoshi A, Fukuda Y, Shipley MJ, Bartley M, Brunner EJ：A new theory-based social classification in Japan and its validation using historically collected information. Soc Sci Med 87：84-92, 2013.
7) Nakaya T, Honjo K, Hanibuchi T, Ikeda A, Iso H, Inoue M, et al：Associations of All-Cause Mortality with Census-Based Neighbourhood Deprivation and Population Density in Japan：A Multilevel Survival Analysis. PLoS ONE 9 (6)：e97802, 2014.
8) 中谷友樹，埴淵知哉，米島万有子，本庄かおり：全国ベルでみた近隣と健康 (2)：地理的剥奪と主観的健康感．日本公衆衛生学会抄録集，p.490, 2014.
9) Ito Y, Nakaya T, Nakayama T, Miyashiro I, Ioka A, Tsukuma H, et al：Socioeconomic inequalities in cancer survival：a population-based study of adult patients diagnosed in Osaka, Japan, during the period 1993-2004. Acta Oncol 53 (10)：1423-1433, 2014.

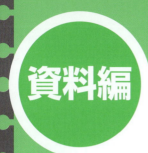

役立つ情報紹介

資料編

WHO 健康の社会的決定要因に関する特別委員会最終報告書（2008）の「3つの行動原則」（著者訳）

日常生活を改善する

　女児や女性のウェルビーイングを改善する．また彼らの子どもたちが生まれるときの環境を改善する．幼少期からの発達や教育環境の改善を積極的に進める．生活環境・就労環境を整えて，すべての人が守られ，豊かな老年期を過ごせるように社会保障を整備し望ましい環境をつくる．これらの目的を達成するためには市民社会・政府・そして国際機関の関与が必要である．

権力やお金，資源の不公正な分布と向き合う

　健康や日常生活環境の格差に立ち向かうには，社会の構造的な課題に起因する格差—例えば男女の格差—へ対応する必要がある．そのためには，公的機関に十分な資金が注がれ，健康格差対策へのかかわりを強め，能力を発揮していくことが求められる．必要なのは政府による統制（ガバメント）の強化以上に，ガバナンスの強化である．ガバナンス体制により，信頼できる民間組織など，公共活動に賛同する組織や人々の活動に法的根拠や活動のスペースを提供し，また具体的な支援を提供する．皆が協力して活動していくこと（collective action）の価値を認め，そこに再投資する．グローバル化が進展する今，地域コミュニティから国際機関まで，あらゆるレベルにおいて，公正な社会づくりに向けたガバナンス体制を築いていく必要がある．

問題を測定して理解し，活動の効果をアセスメントする

　健康格差という問題が存在することを認め，健康格差を国レベル・世界レベルで測定していくことが対策に不可欠な基盤となる．WHO の支援のもと，国レベル・世界レベルの健康格差サーベイランス・システムを構築するべきである．そのシステムにより健康格差と健康の社会的決定要因に関する継続的なモニタリングを行う．政策や取り組みが健康の公平性に及ぼす影響もモニタリングする．健康格差対策を効果的に進めるためには，政策立案者や保健の実務担当者に向けた教育と研修を進める必要がある．また，一般市民が健康の社会的決定要因に関する理解を深めることができる機会を増やすべきである．さらに，健康の社会的決定要因に関する公衆衛生研究を一層推進していくことが求められる．

図1 表紙

公益財団法人医療科学研究所「健康格差対策の7原則」

　健康格差対策の進め方について，わかりやすい図とともに解説されている（図1）．

　医療科学研究所ウェブサイト（http://www.iken.org/index.html）＞自主研究プロジェクト＞SDHプロジェクト＞2014年度プロジェクト（http://www.iken.org/project/sdh/project2014.html）からダウンロードできる．

　あるいは，検索サイトで「健康格差対策の7原則」と検索することで見つかる．

健康格差の評価・個人や地域の社会関係の評価のための調査項目例

　以下のサイトに情報を掲載した．随時アップデートしていく予定である．

・近藤尚己ウェブサイト「健康なまちづくり研究室」の「コラム」欄
　http://plaza.umin.ac.jp/~naoki_kondo/

- 「実務者向け：健康格差の評価のための社会背景調査項目」
  所得・学歴・年金種別等の社会経済状況についての質問サンプル

- 「実務者向け：つながり・ソーシャルキャピタルの評価のための調査項目」
  ソーシャルキャピタル・社会サポート指標・社会的統合指標・生き生き社会活動チェック表など

いずれも「健康なまちづくり研究室」ウェブサイトのコラム欄に掲載している．

健康格差指標の計算ソフトウェア：HD*Calc について

米国国立がん研究所（National Cancer Institute）が無料配布している Windows 用ソフト Health Disparity Calculator（HD*Calc）は，がんの研究所が作成したソフト．自身が収集したり作成した健康指標の経年変化データをインポートして，11種類の健康格差指標（4つの絶対指標，7つの相対指標）を算出できる．英語版のみしかないため，日本語が入っているデータを使うと文字化けしてしまう．

HD*Calc のダウンロード：http://seer.cancer.gov/hdcalc/

このソフトの使い方をステップごとに示した大変わかりやすい「HD*Calc の使い方ガイド」を東京大学の長谷田真帆氏が公表している（図2）[1]．
このガイドは，近藤尚己ウェブサイト「健康なまちづくり研究室」（http://plaza.umin.ac.jp/~naoki_kondo/）の「コラム」欄の記事「実務者向け：健康格差算出ソフト HD*Calc の日本語説明ファイル」よりダウンロードできる．

厚労科研「健康の社会的決定要因に関する研究班」ウェブサイト

平成 22-25 年度厚生労働科学研究（地球規模保健課題推進研究事業）〔主任研究者：尾島俊之（浜松医科大学教授）〕のウェブサイト．前述の WHO 委員会報告書簡略版の全文和訳を始め，健康格差対策に役立つ資料が豊富に掲載されている．

URL：http://sdh.umin.jp/#pageBody

9）格差指標の算出に必要な設定を行う

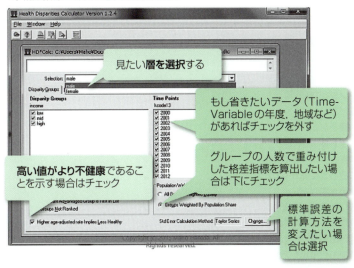

図2　「HD*Calc の使い方ガイド」の画面（サンプル）
〔健康なまちづくり研究室ウェブサイト http://plaza.umin.ac.jp/~naoki_kondo/ のコラム欄に掲載〕

相対的剝奪指標の項目一覧の比較

これまでに報告されている相対的剝奪指標の項目一覧の比較を表1に示す．

部署間連携のためのアクションチェックリスト（第1版）

使い方については，下記ウェブサイトより利用マニュアルをダウンロードすること．

・JAGES ウェブサイト：http://www.jages.net/

・近藤尚己ウェブサイト　コラム欄：http://plaza.umin.ac.jp/~naoki_kondo/

表1 これまでに報告されている相対的剥奪指標の項目一覧の比較

		(A)	(B)	(C)	(D)	(E)	(F)	(G)	(H)	(I)
日用品	冷蔵庫がない	✓	✓	✓						✓
	冷暖房機・エアコンがない	✓		✓	✓	✓		✓	✓	
	テレビがない	✓	✓	✓		✓	✓		✓	
	湯沸かし器がない				✓			✓		✓
	電子レンジがない					✓		✓		✓
	洗濯機がない		✓	✓					✓	
	皿洗い機がない	✓				✓				
	カーペットがない	✓	✓	✓						
	暖かい衣服・コートがない	✓	✓						✓	
	天候に合わせた靴がない	✓	✓	✓						
	ビデオデッキがない					✓	✓			
	使い古した家具がある		✓			✓				
住環境	家族専用のトイレがない	✓	✓					✓		✓
	家族専用の浴室/風呂場がない	✓	✓		✓			✓		✓
	家族専用の炊事場がない	✓						✓		
	寝室と食卓が分かれていない				✓			✓		✓
	家族分のベッドがない	✓	✓						✓	
	安全な住居でない				✓				✓	
	水漏れなどの構造的な欠陥がある	✓							✓	
	湿気に悩まされる住居である		✓	✓						
	庭がない	✓	✓						✓	
社会関係	電話機（携帯電話）がない			✓		✓	✓	✓	✓	✓
	礼服がない			✓				✓		
	親戚の冠婚葬祭に欠席した			✓						
	ライフラインサービスを止められた									✓
	新しい衣類を買えない	✓	✓	✓		✓		✓		
	趣味や娯楽活動がない		✓	✓	✓		✓			
	年一度，家族らにプレゼントできない		✓	✓					✓	
	クリスマスなどのお祝いをしていない	✓	✓	✓						
	休暇を家の外で過ごしていない	✓	✓	✓		✓			✓	
	親しい友人・家族がいない				✓	✓	✓			
	医師が処方した薬が買えない				✓					
	緊急時に支援してくれる人がいない	✓			✓					
	他者との交流が少ない			✓	✓	✓		✓		
保障	医者にかかれない							✓	✓	✓
	歯医者にかかれない								✓	✓
	生命保険などに加入していない							✓	✓	
	住宅関係の保険に加入していない			✓					✓	
食生活	肉や魚を適度に摂っていない	✓	✓	✓		✓				
	一日2回温かい食事を摂っていない		✓	✓						
	新鮮な野菜や果物を食べていない	✓	✓							
資産	貯金ができない			✓			✓	✓	✓	

（A）：Townsend (1979)[3]，（B）：Mack (1985)[4]，（C）：Gordon (2000)[5]，（D）：平岡 (2002)[6]，（E）：Whelan (2003)[7]，（F）：岩田 (2004)[8]，（G）：阿部 (2006)[9]，（H）：Saunders (2008)[10]，（I）：斉藤 (2014)[2].

〔斉藤雅茂，他：高齢者における相対的剥奪の割合と諸特性；JAGESプロジェクトによる横断調査より．季刊・社会保障研究 50 (3)：312, 2014 より一部改変〕

■ アクションチェックリスト

検討する事業名：＿＿＿＿＿＿＿＿＿＿＿＿＿＿＿＿＿＿＿＿＿＿＿＿＿＿＿＿＿＿

項　目	No.	連携のためのチェック項目	提案する	優先する	関連部署・メモ
事業計画	1	この事業を進めるために利用できる予算や助成金が他の部署にあるかを確認する.	☐	☐	
事業計画	2	事業に関連する，他部署の事業（施策・計画など）を確認する.	☐	☐	
事業計画	3	事業が他部署の事業（施策・計画など）に与える影響について検討する.	☐	☐	
情報共有	4	事業内容を他部署に説明，共有する機会を設定する.	☐	☐	
情報共有	5	他部署が管理する情報やデータを活用する.	☐	☐	
対象者	6	対象者を把握したり，周知するために，他部署と連携して実施できる機会について検討する.	☐	☐	
対象者	7	事業によって特に影響を受ける集団に関する把握や配慮を検討する.（経済状況，世帯状況，地域状況，高齢者，障害者，外国人など）	☐	☐	
市民協働	8	住民が参画できる機会を設定する.（計画段階，実行段階，評価段階）	☐	☐	
市民協働	9	ボランティア活用の機会について検討する.	☐	☐	
地域資源	10	他部署を含め，既存の地域資源の活用について検討する.（民生委員，地区推進委員，社会福祉協議会，自治会，NPOなど）	☐	☐	
事業者	11	関係事業者の経営的影響について検討する.	☐	☐	
事業者	12	関係事業者の雇用状況への影響について検討する.	☐	☐	
教育	13	学校現場・教育担当部署との連携の可能性について検討する.（啓発，ボランティア参加，対象者との接触機会など）	☐	☐	
建造環境	14	公園，公民館，スポーツ施設，その他の公営施設の活用について検討する.	☐	☐	
交通	15	対象者が事業に参加するための交通への配慮について検討する.	☐	☐	
経済	16	対象者が事業に参加するための経済的な配慮について検討する.	☐	☐	

〔藤野善久，他：健康・介護施策における部署間連携のためのアクションチェックリスト（第一版），p.11，日本老年学的評価研究，2016 より〕

●引用・参考文献
1) 長谷田真帆：HD*Calc の使い方．2015 [updated 2015；cited]．
2) 斉藤雅茂，近藤克則，近藤尚己，尾島俊之，鈴木佳代，阿部彩：高齢者における相対的剥奪の割合と諸特性〜JAGES プロジェクト横断調査より〜．季刊・社会保障研究 50（3）：309-323，2014．
3) Townsend P：Poverty in the United Kingdom. Harmondsworth：Penguin Books, 1979.
4) Mack J, Lansley S：Poor Britain. London：George Allen and Unwin, 1985.
5) Gordon D, Adelman L, Ashworth K, Bradshaw J, Levitas R, Middleton S, et al：Poverty, and social exclusion in Britain. Univ of York, 2000.
6) 平岡公一：相対的剥奪指標の開発と適応．平岡公一（編）：高齢期と社会的不平等，p. 153-173，東京大学出版会，2002．
7) Whelan CT, Layte R, Maitre B：Persistent income poverty and deprivation in the European Union：an analysis of the first three waves of the European Community Household Panel. Journal of Social Policy 32（1）：1-18, 2003.
8) 岩田正美，濱本知寿香：デフレ不況下の貧困の経験．樋口美雄，太田清，家計経済研究所（編）：女性たちの平成不況，p. 203-233，日本経済新聞社，2004．
9) 阿部彩：相対的剥奪の実態と分析：日本のマイクロデータを用いた実証研究．社会政策学会誌 16：251-275，2006．
10) Saunders P：Measuring well-being using non-monetary indicators：deprivation and social exclusion. Family Matters 78：8-17, 2008.
11) ユニセフイノチェンティ研究所，阿部彩，竹沢純子：イノチェンティレポートカード 11 先進国における子どもの幸福度—日本との比較（特別編集版）．日本ユニセフ協会，2013．

謝辞

　本書を出版するにあたり，お世話になった皆様に心より感謝いたします．筆者がメンバーとして参加した公益財団法人医療科学研究所の自主研究プロジェクトでは，本書が示した「5つの視点」のうちの4つについて，それらのおおもとの議論をしました．本書では，同プロジェクトによる「健康格差対策の7原則」の内容を"筆者流"にかみくだき，主に保健福祉の現場で活動する方々に向けてアレンジし，必要な情報などを肉付けして提供することに多くの頁を費やしました．同プロジェクトのメンバーの先生，および同研究所の皆様に厚く御礼申し上げます．

　本書で取り上げた概念や事例は，筆者がかかわってきた健康の社会的決定要因に関する一連の研究プロジェクトを通じて収集し，磨き上げてきたものです．関連する主な関連プロジェクトは次の通りです．

　平成25-27年度厚生労働省科学研究費補助金研究「ソーシャル・キャピタルの概念に基づく多部門連携による地域保健基盤形成に関する研究（H25-健危-若手-015）」：御船町の事例，ソーシャル・キャピタルの概念整理

　平成26-28年度厚生労働科学研究委託事業／日本医療研究開発機構（長寿科学研究開発事業）「データに基づき地域づくりによる介護予防対策を推進するための研究」：御船町および松浦市の事例，アクションチェックリスト，コミュニケーション技術リーフレット作成など

　平成26-28年度科研費（挑戦的萌芽研究）「認知バイアス効果を応用した健康格差対策のための新しい行動変容モデルの開発」：足立区の事例，ケアプロ株式会社の事例，健康無関心層への対策の概念化

　平成24-26年度厚生労働科学研究費補助金（地域医療医療基盤開発推進事業）「被災地の再生を考慮した在宅医療の構築に関する研究〔H26-医療-指定-003（復興）〕」〔代表：大島伸一・国立長寿医療研究センター総長（当時）〕：陸前高田市の事例

　御船町の西橋静香氏，神戸市の森井文恵氏をはじめ，本書を書き進める中で多大なご支援をいただいてきた自治体職員の皆様，ケアプロ株式会社の川添高志代表，上記の研究事業やJAGES研究プロジェクトなどを通じて一緒に研究を進めてきたたくさんの共同研究者の皆様，講義での議論や課題発表を通じて貴重なヒントをもらった東京大学大学院医学系研究科公共健康医学専攻（SPH）での講義の受講生たち，本書で紹介した資料をご提供いただいた方々，そして日々の研究・教育活動を支えてくれている教室スタッフのメンバーと家族に心より感謝します．

最後に，不慣れな私の執筆をご支援いただき，その大変な編集作業に最後までお付き合いいただいた医学書院の藤居尚子氏，平田里枝子氏に厚く御礼申し上げます．

　平成 28 年 8 月 17 日

猛暑の折，自宅にて
近藤尚己

索引

欧文

Adverse Childhood Experience（ACE） 131
Area Deprivation Index（ADI） 164

Chadwick 14
Closing the gap in a generation 19
conditional cash transfer 129

door in the face 111

foot in the door 111

gamification 34, 117

HD*Calc 172
health belief model 93
Health Disparity Calculator 172
Health Impact Assessment（HIA） 31, 85
── のスクリーニングシート 86
HiAP 17, 21

inequality 2
intervention coverage 148

JAGES 150
JAGES-HEART 150
── のコア評価項目 151
Japan Gerontological Evaluation Study 150

latent effects pathways 34, 132

proportionate universalism 27, 45

Ramazzini 14
Relative Index of Inequality（RII） 158

Slope Index of Inequality（SII） 158

social trajectory pathways 34, 132
stage model, trans theoretical model 93

theory of planned behavior 94

vulnerable population approach 26, 45

あ・い

アクションチェックリスト 31, 83, 175
アチェソン報告 17
アデレード宣言 17
アンカリング効果 111

インプット指標 147

え・お

疫学転換 14

横断的な連携 73
オタワ憲章 15

か

介入充足割合 148
格差 2, 4
── の大きさ 9
── の原因 9
── の社会的影響 10
── のパラドクス 45
格差原理 11
格差勾配指数 158
格差相対指数 158
過大要求法 111
環境曝露 131
感染症 13

き

機会均等原理 11
逆境体験 131

け

計画行動モデル 94
経験共有金魚鉢 89
傾斜をつけたユニバーサル・アプローチ 27, 32, 45, 48, 97
ケイパビリティ・アプローチ 11
ゲーミフィケーション 34, 117
ゲームの要素 118

健康影響アセスメント 31, 85
健康格差 2
── の目標設定 63
健康格差指標 152
── の種類と特徴 160
健康格差是正の目標設定の方法 29
健康格差対策の課題 25
健康格差対策の見える化が必要な理由 50
健康信念モデル 93
健康増進法 20
健康づくり対策の流れ 20
健康的な選択へのインセンティブ 98
健康日本21（第2次） 19, 21, 146
── の概念図 22
健康に無関心な集団への対策 32
健康の社会的決定要因，ライフコースにわたる 35
健康の社会的決定要因と対策 35, 136
健康無関心層 97
健康・介護施策における部署間連携のためのアクションチェックリスト 31
現状維持バイアス 111

こ

公衆衛生活動の始まり 13
工場法 14
行動変容モデル 93
交絡 165
功利主義 11
国民皆保険制度 14
子どもの貧困率 137

さ

最終アウトカム指標 147
産業医学の父 14

し

事業評価 147
自己中心性バイアス 107
市民のつながりづくり 81
社会経済状況の指標 162
社会弱者に特化したポピュレーション・アプローチ 26, 45, 46

社会推移による経路　34, 132
縦断的な連携　74
集団同調性バイアス　107
自由平等主義　11
自由放任方式　116
熟慮システム　31, 94
酒税　105
条件付き金銭供与　129
情緒・経験則システム　31, 94, 106
小児虐待　136
職業性ストレス　139
職業と健康との関係　139
職場のストレスチェック　139
心理会計　110

せ

成人病の胎児期起源仮説　133
絶対指標　155, 156
絶対的貧困　4
潜在的な影響による経路　34, 132

そ

相対指標　155, 156
相対的剥奪指標　174
相対的貧困　4
組織連携　30
ソーシャルゲーム　120
ソーシャル・キャピタル　30, 77, 129
　　──の効果　78
　　──の醸成　79
損失回避バイアス　106, 111

た

胎児期プログラミング仮説　133
多段階要求法　111
たばこ税　105

ち

地域診断と健康格差対策ツール　150
地域剥奪指標　164
地域包括ケアシステム　72
地域保健と産業保健の連携　140

知識の普及啓発　44
チャドウィック　14
中間アウトカム指標　147

つ・て

強い規制方式　116

データの入手法　29, 64
データの見せ方　67

と

ドアインザフェイス　111
統括保健師　76
糖尿病　14

に

日本老年学的評価研究　150
認知のシステム　31, 94
認知バイアス効果　106

は

ハイリスク・アプローチが成功する条件　41
パターナリズム　116
ハロー効果　107

ひ

評価指標　147, 148
貧困　4

ふ

不公正　2
部署間連携　67
フットインザドア　111
ブラック報告　17
ブランディング　114
フレーミング効果　106
プロセス指標　147

へ

ヘルスプロモーション　15
　　──の5つの優先課題　16
変化のステージモデル　93

ほ

保健師の役割　81
保健所の役割　76
ポピュレーション・アプローチ　43
　　──，社会弱者に特化した　26, 45, 46
　　──の種類と健康格差への影響　45

ま

マーケティング　33, 112
マーモット・レビュー　17
マイクロクレジット　129

み

見える化　9, 27, 152
　　──が必要な理由　28
3つの行動原則　170

ゆ・よ

優先順位のつけ方　9, 60
ユニバーサル・アプローチ，傾斜をつけた　27, 32, 45, 48, 97
予防のパラドクス　40

ら

ライフコースにわたる「健康の社会的決定要因」　35
ライフステージ　135
ラマツィーニ　14

り

リバタリアニズム　116
リバタリアン・パターナリズム　116
利用可能性バイアス　106

れ

連携　71
連携づくり　81